BEI GRIN MACHT SICH IHR WISSEN BEZAHLT

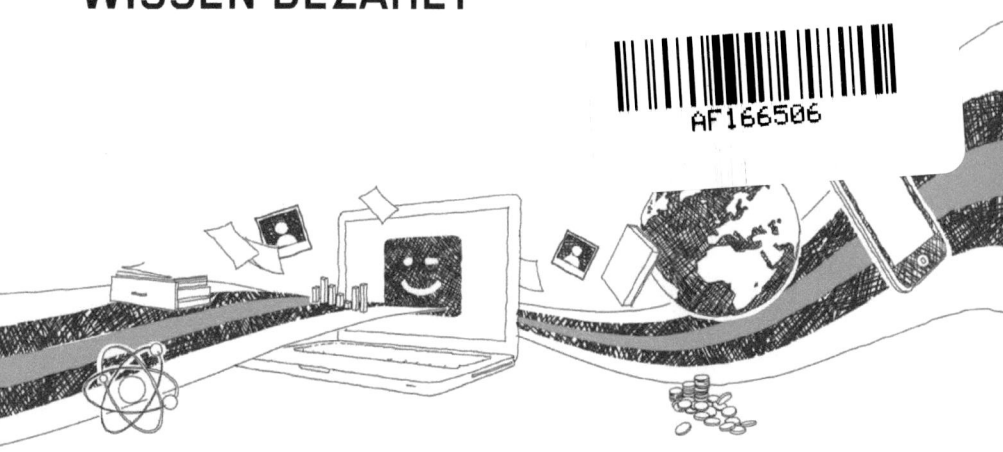

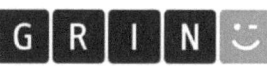

Bibliografische Information der Deutschen Nationalbibliothek:

Die Deutsche Bibliothek verzeichnet diese Publikation in der Deutschen National-
bibliografie; detaillierte bibliografische Daten sind im Internet über http://dnb.d-
nb.de/ abrufbar.

Impressum:

Copyright © 2019 GRIN Verlag
Druck und Bindung: Books on Demand GmbH, Norderstedt Germany
ISBN: 9783346055866

Dieses Buch bei GRIN:

https://www.grin.com/document/504459

Tim Grupe

Pflegenotstand. Personalmanagement sozialer Einrichtungen als Chance zum Aufbruch

GRIN Verlag

GRIN - Your knowledge has value

Der GRIN Verlag publiziert seit 1998 wissenschaftliche Arbeiten von Studenten, Hochschullehrern und anderen Akademikern als eBook und gedrucktes Buch. Die Verlagswebsite www.grin.com ist die ideale Plattform zur Veröffentlichung von Hausarbeiten, Abschlussarbeiten, wissenschaftlichen Aufsätzen, Dissertationen und Fachbüchern.

Besuchen Sie uns im Internet:

http://www.grin.com/

http://www.facebook.com/grincom

http://www.twitter.com/grin_com

Personalmanagement sozialer Einrichtungen als Chance zum Aufbruch

Ein Standpunkt zur aktuellen Ausgangslage im Management sozialer Einrichtungen

Hausarbeit erstellt im Rahmen des Aufbaulehrganges Heimleitung / Management einer sozialen Einrichtung 2019

bei C.A.R.E Professionals eG

Abgabetermin: 15.08.2019

Autor:

Tim Grupe

Inhalt

1. Einleitung

Fachkräftemangel, Unattraktivität in den Bereichen Lohn, Arbeitsbedingungen und gesellschaftlichen Status, sowie gleichermaßen hohe physische und psychische Belastung in Tätigkeitsbereichen der sozialen Gesundheitsberufe sind nur wenige der negativen Schlagworte, die Angehörige der Berufsgruppen professionell Pflegender seit Jahren begleiten. Dabei scheint es defacto, trotzt zahlreicher Versuche der Reformierung im Pflegesektor – Pflegequalitätssicherungsgesetz 2001/2002, Pflegeweiterentwicklungsgesetz 2008, Pflegeneuausrichtungsgesetz 2013, Pflegestärkungsgesetz I – III zwischen 2015 und 2017, Pflegepersonalstärkungsgesetz 2019[1] –zu einem anhaltenden negativ Trend im Personalentwicklungsbereich der Pflegeberufe zu kommen. Auch wenn die Gesamtauswirkungen der Reformen erst in ein paar Jahren messbar evaluiert werden können, sowie noch startende Veränderungen wie die Qualitätsprüfungen nach SGB XI §§ 114 ff. ab September 2019[2] und der Beginn der generalistischen Ausbildung nach Pflegeberufegesetz 2020[3] abgewartet werden müssen, erscheint es dem Autor der Facharbeit aus seinen bisherigen beruflichen Erfahrung als beispielhaft wie weit sich die Reformierungsversuche und Veränderungsanstöße doch in der eigentlichen primären Pflegearbeit verlieren. Das der Bereich Personalmanagement in der Pflege, insbesondere mit den Teilbereichen der Personalgewinnung, Personalbindung sowie Personalentwicklung nur defizitär und nicht zufriedenstellend entwickelt ist stellte bereits die Next-Studie (Nurses early exit study), veröffentlicht im Jahr 2005, fest. Hintergrund der Studie, der schon damals erkennbare Trend, dass Angehörige der Berufsgruppen professionell Pflegender frühzeitig und vermehrt den erlernten Beruf aufgeben.[4] Steigende Komplexität der Arbeitsanforderungen, komplementär mit hoher physischer und psychischer Belastung im Berufsalltag sowie einer Identitätsverlierenden Wandlung des Pflegeberufes – hierzu zählt der Autor unter anderen den schnellen Perspektivwechsel des Berufsbildes sich vom karitativen Leitgedanken und Wertesystemen ursprünglicher Pflegearbeit zu entfernen und die Arbeit vom Pflegekräften im Dienstleistungssektor mit steigenden wirtschaftlichen Wachstumsmarkt und neuen Anforderungsprofilen wie Kunden – und Serviceorientiertheit anzusiedeln. Bedingt durch den Einzug ökonomischer, rechtlicher und politischer Veränderungsprozesse der vergangenen zwanzig Jahre ein nicht zu unterschätzender Paradigmenwechsel welcher dem Berufszweig Pflege auferlegt wurde. Erfahrungsgemäß kann der Autor dieser Facharbeit die Einschätzung abgeben, dass bei Beschäftigten in sozialen Berufen jedoch nicht der Service oder Dienstleistungsgedanke am Kunden im Vordergrund steht, sondern doch eher der Wunsch bzw. der Gedanke anderen Menschen zu helfen bzw. einen gesellschaftlichen sozialen Mehrwert/Nutzen zu erbringen. Führungs- bzw. Leitungskräften sozialer Einrichtungen sollte dementsprechend bewusst sein, dass keine bzw. seltener Übereinstimmung zwischen der Arbeitsmotivation der Pflegekräfte sowie deren ethischen Wertesystems bei individueller Betrachtung der zu Pflegenden und dem doch eher starren wirtschaftlichen Dienstleistungsgedanken, als Anbieter von verschiedenen Pflege-, Betreuungs- und Versorgungsleistungen gegenüber dem zahlenden Verbrauchern, Sozialhilfeträgern, Pflegekassen auf Seiten der Geschäftsführung bzw. Budgetverantwortlichen stattfindet. Im Rahmen des Aufbaulehrganges Heimleitung / Management einer sozialen Einrichtung möchte der Autor in seiner Facharbeit den Bereich des Personalmanagements

---

[1] vgl. Unterrichtsmaterial C.A.R.E. Professionals, soziale Pflegeversicherung Einführung und PSG I, II, III, Hr. Dr. Genge
[2] vgl. Unterrichtsmaterial C.A.R.E. Professionals, Qualitätsprüfungen nach §§ 114 SGB XI ff., Hr. Wöllmer
[3] vgl. https://www.bundesgesundheitsministerium.de/pflegeberufegesetz.html, Zugriff am 08.08.19 22:11 Uhr
[4] vgl. https://www.baua.de/DE/Angebote/Publikationen/Schriftenreihe/Uebersetzungen/Ue15.pdf?__blob=publicationFile&v=1 Zugriff 09.08.19 18:54 Uhr

insbesondere die Teilbereiche Personalgewinnung und Personalmarketing beleuchten. Bezugnehmend auf etwaiger Besonderheiten im Personalmanagement sozialer Berufe, vorrangig der Pflegeberufe soll ein weitestgehend ganzheitlicher Überblick zu aktuellen Möglichkeiten und Problemen in diesen Segment gegeben werden. Management in seiner Vielschichtigkeit ist dabei nur partiell in seine einzelnen Disziplinen trennbar, letztendlich ist es jedoch immer die Dynamik der Gesamtheit aller Managementprozesse, die für den Erfolg eines Unternehmens sorgen kann. Personalmanagement kann also nicht allein für den Erfolg oder Misserfolg im Unternehmen verantwortlich gemacht werden. Die Facharbeit soll sich mit der aktuellen Situation beruflich Pflegender auseinander setzten. Der Fokus hierbei soll auf dem Fachkräftemangel liegen, welcher auch unter dem öffentlichen Schlagwort „Pflegenotstand" bekannt wurde. Im Zuge dessen, möchte der Autor mögliche Ursachen beleuchten und einen Ausblick auf theoretische und praktische Einschätzungen geben. Es stellt sich insbesondere die Frage ob die Pflege ihre Identität verliert. Pflege am Menschen bedeutet gleichzeitig auch Pflege von Menschen, dies kann nur durch eine Unternehmenspolitik gewährleistet werden, welche sich im ethischen Bezugsrahmen am Leitgedanken sozialer Einrichtungen orientiert.

Aus Gründen der besseren Lesbarkeit wird im Folgenden auf die gleichzeitige Verwendung weiblicher und männlicher Sprachformen verzichtet und das generische Maskulinum verwendet. Sämtliche Personenbezeichnungen gelten gleichermaßen für beide Geschlechter.

2. Pflegenotstand – Die Ausgangslage

„Bundesfamilienministerin Dr. Franziska Giffey:

"Ab heute gehen wir gemeinsam gegen den Pflegenotstand vor. Das geht nur mit mehr Pflegerinnen und Pflegern. Wir wollen mehr Menschen für den Pflegeberuf begeistern und dazu die Ausbildungs- und Arbeitsbedingungen verbessern. Pflegen nach der Stoppuhr muss ein Ende haben. Gute Pflege braucht Zeit, um für Menschen da sein zu können. Die Pflegekräfte leisten viel, sie haben höhere Löhne, bessere Arbeitsbedingungen und Entlastung im Alltag mehr als verdient."[5]

Am 3. Juli 2018 starteten der Bundesgesundheitsminister Jens Spahn, die Bundesfamilienministerin Dr. Franziska Giffey und der Bundesarbeitsminister Hubertus Heil die Konzentrierte Aktion Pflege. Ausgangslage sind Maßnahmen zur Verbesserung der schlechten Arbeitsbedingungen, niedriger Löhne und der geringen Wertschätzung von Angehörigen der Berufsgruppe professionell Pflegender welche sich schon seit Jahren tendenziell in einer negativ Spirale befinden. Insgesamt fünf eingerichtete Arbeitsgruppen sollen konkrete Maßnahmenpakete zu unterschiedlichen Teildisziplinen der Berufsgruppe Pflege erarbeiten, um eine dauerhafte Verbesserung der Pflegekräfte in ihrem Beruf zu bewirken.[6]

---

[5] https://www.bmfsfj.de/bmfsfj/gemeinsame-initiative-zur-staerkung-der-pflege-in-deutschland/127036   Zugriff 09.08.19 21:40 Uhr
[6] vgl. https://www.bmfsfj.de/bmfsfj/gemeinsame-initiative-zur-staerkung-der-pflege-in-deutschland/127036 Zugriff 09.08.19 21:55 Uhr

Die Ergebnisse der Konzentrierten Aktion Pflege konnten knapp ein Jahr nach deren Start von den drei Ministerien vorgestellt werden. In der Pressemitteilung heißt es dazu:

„Mehr Ausbildung, mehr Personal, mehr Geld – das bringt die Konzertierte Aktion Pflege

Die Arbeitsbedingungen für Pflegekräfte sollen sich schnell und spürbar verbessern. Das ist Ziel der Konzertierten Aktion Pflege, die unter der Leitung von Bundesfamilienministerin Dr. Franziska Giffey, Bundesarbeitsminister Hubertus Heil und Bundesgesundheitsminister Jens Spahn jetzt ihre Ergebnisse vorgelegt hat. Danach soll bundesweit nach Tarif bezahlt, ein am Bedarf orientierter Personalschlüssel eingeführt, die Anwerbung ausländischer Pflegekräfte beschleunigt und die Zahl der Auszubildenden und Ausbildungseinrichtungen gesteigert werden."[7]

Der Autor dieser Facharbeit sieht neben durchaus gelungenen Ansätzen, welche die Arbeitsgruppen innerhalb eines Jahres entwickelt haben folgende Problematik, es wurde zwar zahlreich festgestellt das die Situation der Pflegekräfte prekär, gar desolat ist und das unter diesen Arbeitsbedingungen kaum gute Pflegeleistung erbracht werden kann, eine konkrete Maßnahme zur sofortigen Verbesserung ist jedoch nicht gegeben, sodass man pessimistischer Weise vermuten könnte das die Akteure der Arbeitsgruppen bzw. die Minister selbst keine Lösung, die Zufriedenstellend ist finden konnten. Unterstreichend dieser These des Autors ist die Berufung weiterer Gremien, um die erarbeiteten Vorschläge zu konkretisieren oder zu erarbeiten, immerhin mit einem weiteren monatelangen, wenn nicht jahrelangen Zeitfenster bis ein lösungsorientiertes Ergebnis vorgelegt werden kann oder soll.[8] So ist das Problem des Fachkräftemangels und schlechter Arbeitsbedingungen, Entlohnung und Imagedarstellung ja kein neues Problem sondern schon seit Jahren bekannt.

„Sieht man die Entwicklung in der Altenpflege in Deutschland seit 2006, so kann mit Gewissheit gesagt werden, dass sich die Problemlagen der Branche in den Jahren seit 2006 nicht verringert haben. Die Risiken und Probleme u. a. durch den demografischen Wandel, den eklatanten Mangel an Fachkräften, Finanzierungsproblematiken, unklare Ausbildungsregelungen, eine sich ausweitende Bürokratisierung und Verregelung und somit eine Zunahme an Komplexität in allen Sektoren haben sich jährlich potenziert und dies weitaus schneller als es angemessene Lösungen der Situation im Sinne der betroffenen Pflegebedürftigen und deren Pflegekräften ergeben konnte. Es scheint, dass eine wirksame Problemlösungsfähigkeit im politischen Bereich und im System der Altenhilfe deutlich schwächer entwickelt ist als die Dynamik und die Kraft der Problemerzeugung. Die Probleme entwickeln sich dynamisch, die Lösungsversuche sind in aller Regel reaktiv und haben erst Wirkung, wenn sich schon längst neue Probleme aufgetan haben."[9]

Metaphorisch könnte hier ein Flickenteppich aufgeführt werden, welcher immer wieder provisorisch an seinen aufgehenden Löchern und nähten zusammengesetzt wird mit neuen Stoffen, Farben und Formen, dass eigentlich Grundprobleme der Entstehung scheint jedoch nicht beherrschbar oder es bleibt verborgen.

---

[7]   https://www.bundesgesundheitsministerium.de/presse/pressemitteilungen/2019/2-quartal/konzertierte-aktion-pflege.html Zugriff 09.08.19 22:06 Uhr
[8]   vgl.   https://www.bundesgesundheitsministerium.de/presse/pressemitteilungen/2019/2-quartal/konzertierte-aktion-pflege.html Zugriff 09.08.19 22:24 Uhr
[9] Aufbruch Pflege, Thomas Behr Hrsg., SpringerGabler, Seite 17ff

So scheint es auch mit dem Pflegenotstand, vorhandene Löcher versucht man mit Reformen, Veränderungen oder Refinanzierungen zu beseitigten, die am Größten und Gefährlichsten erscheinen bekommen die Aufmerksamkeit, doch das bereits weitere vielleicht noch verborgene oder aber auch schon absehbare neue Probleme in naher Zukunft auftauchen können bleibt vorerst uninteressant. Viele dieser Prozesse zur Entstehung von Problemen im Berufsfeld professionell Pflegender sind schon seit längerer Zeit bekannt. Eine Führungskraft sollte sich, nach Auffassung des Autors, deshalb auch grundlegende Kenntnisse zur Entstehung der aktuellen Problematik „Pflegenotstand" bewusst sein.

2.1 Pflegenotstand – Der demografische Wandel

„Mit einem Vorwort von Bundeskanzlerin Dr. Angela Merkel erschien 2007 der zweite Pflegereport der BGW [1], der die Auswirkungen des demografischen Wandels auf die Beschäftigten in der Altenpflege analysiert. Die Problematik ist mehrdimensional: Sie umfasst nicht nur die unaufhaltsam steigende Zahl älterer, insbesondere auch hochaltriger Menschen und als direkte Folge davon eines zunehmenden Bedarf an pflegerischer Versorgung und Personal. Sie umfasst ebenso die Tatsache, dass es auch immer mehr ältere Pflegekräfte geben wird. Der berufliche Nachwuchs fehlt, die Belegschaften altern. Die wachsenden Anforderungen der Arbeitswelt von morgen und übermorgen müssen also von weniger Fachpersonal und von immer älteren Beschäftigten bewältigt werden."[10]

Für Leitungskräfte sozialer Einrichtung ist es demnach von besonderem Interesse die Mehrdimensionalität dieser Entwicklung in ihre langfristige Planung und strategischen Ausrichtung mit einzubeziehen. Kundenbindung erscheint in diesem Marktbereich weniger wichtig als die Mitarbeiterbindung. Es ist aufgrund der zunehmenden Zahl älterer, kranker, pflegebedürftiger Menschen zu einem Überhang der Nachfrage zu Pflege-, Betreuungs-, Versorgungsleistungen gekommen, unteranderem auch durch den Mangel an ausgebildeten Fachpersonal sind die Unternehmen nicht in der Lage die Nachfrage der Kunden am Markt zu decken. Unternehmen wiederum stehen zunehmend unter Zugzwang geeignetes bzw. überhaupt Fachpersonal für sich gewinnen zu können. Dieses Szenario führt dazu, dass Unternehmen und somit auch direkt die Einrichtungsleitungen für ein nachhaltiges ökonomisches und modernes Personalmanagementkonzept sorgen müssen, um langfristig am Markt bestehen zu können. Den Bedürfnissen der Kunden und Verbraucher und dem Personal im Unternehmen gleichermaßen langfristig positiv zu entwickeln, erscheint einer der großen Aufgaben im Management sozialer Einrichtungen.[11]

2.1.1 Pflegenotstand – NEXT–Studie

„Die demografische Entwicklung in Deutschland und Europa wird schwerwiegende Auswirkungen auf die Gesundheitsversorgung haben. Langfristig stellt sich die Frage, wer die Pflegearbeit leisten wird, die in einer immer älter werdenden Gesellschaft erforderlich sein wird. In zahlreichen Ländern Europas verlassen die meisten Pflegekräfte den Beruf vorzeitig. Es stellt

---

[10] Aufbruch Pflege, Thomas Behr Hrsg., SpringerGabler, Seite 24
[11] vgl. Unterrichtsmaterial C.A.R.E. Professionals, allgemeine BWL + Marketing Pflegemanagement, Hr. Dr. Kümmel

sich die Frage, was zu tun ist, um Pflegepersonal länger im Beruf zu halten. In der Europäischen NEXT-Studie (nurses´ early exit study, www.next-study.net) werden die Gründe und Umstände des vorzeitigen Ausstiegs aus dem Pflegeberuf untersucht."[12]

Die NEXT-Studie fand zwischen den Jahren 2002 und 2005 statt und wurde in verschiedenen Etappen bearbeitet und ausgewertet. Es war erstmalig, dass eine derart umfangreiche und große Studie zum vorzeitigen Berufsausstieg von Pflegekräften in Europa initiiert worden ist. Mit einer Beteiligung von fast mehr als 40.000 antwortenden Pflegekräften aus zehn europäischen Ländern eine aussagekräftige Erhebung zur aktuellen Stimmungslage in der beruflichen Pflegelandschaft. Die empirischen Daten wurden zu den Bereichen Arbeitsbelastung und Arbeitsbeanspruchung erhoben. Hierzu zählen unteranderem die Teilbereiche Work-Life Balance, Stressanalyse, Arbeitszufriedenheit in Bezug auf Führungsqualitäten der Vorgesetzten, Arbeitszeiten sowie Belastungssituationen. Absichten den Pflegeberuf vorzeitig zu verlassen scheint hierbei nicht wesentlich von Qualifikation oder alter abhängig zu sein. Zwar gibt es signifikante Unterschiede zur Häufigkeit der Ausstiegsgedanken bei Pflegekräften absteigend von jung zu alt, flächendeckend gibt es jedoch in allen europäischen Ländern eine erhöhte Gefahr bei Pflegekräften den Beruf vorzeitig zu verlassen.[13]

„Im internationalen Vergleich zeigt sich, dass in Deutschland vor allem die quantitativen Anforderungen überdurchschnittlich hoch sind: Dies bezieht sich insbesondere auf die Anforderungen in Alten-/Pflegeheimen (NEXT-Studie 2005: 53). Diese quantitativen Anforderungen führen auf der anderen Seite wiederum zunehmend zu Burnout, steigenden Fehlzeiten und zu der vermehrten Absicht, das Berufsfeld zu verlassen. Zudem lässt sich eine Krise des Pflegemanagements in den Alten-/Pflegeheimen beobachten. Ab einer bestimmten Größe der Einrichtung steigen dementsprechend auch die sozialen Spannungen der psychosoziale Stress (unter anderem bedingt durch Feindseligkeit und fehlende Unterstützung von Kollegen und Vorgesetzten untereinander). Derartige Rahmenbedingungen erschweren in den Alten-/Pflegeheimen den Umgang mit demenzkranken Patienten, besonders, wenn herausfordernde Verhaltensweisen wie unter anderem Aggression und Apathie auftreten.[14]"Ein vorzeitiger Berufsausstieg aus der Pflege könnte vor allem dann vermehrt vermieden werden, wenn sich die Rahmenbedingungen hierzulande radikal verändern würden. Dazu gehören pflegesensiblere Arbeitszeiten, mehr Wertschätzung von Vorgesetzten und Kollegen untereinander, bessere Organisation und transparenterer Informationsaustausch, sowie eine andere Bezahlung und Anerkennung des Pflegeberufs. Insbesondere kommt in Deutschland erschwerend hinzu, dass die quantitativen Anforderungen im europäischen Vergleich besonders hoch ausfallen: Dies hängt zum einen mit einem schlechten Personalschlüssel zusammen, was das Verhältnis von professionellen Helfern und Patienten anbelangt (im Durschnitt ist eine Person für zehn Patienten zuständig), anderseits aber auch mit Sekundäraufgaben zusammen, etwa der Pflicht der Dokumentation, die immer noch einen starken Stellenwert in der professionellen Pflege einnimmt, auch wenn seit Anfang 2015 verstärkt von einer „Entbürokratisierung der Pflegedokumentation" auf gesetzlicher und politischer Ebene die Rede ist.[15] Fazit der Studie ist und bleibt, dass sich in Deutschland ein anderer, ein mehrdimensionaler Blick auf den Beruf der Pflegekraft einstellen muss. Nach Einschätzung des Autors ist das System zur Ermittlung

---

[12] https://www.baua.de/DE/Angebote/Publikationen/Schriftenreihe/Uebersetzungen/Ue15.pdf?__blob=publication-File&v=1 Seite 5, Zugriff 12.08.19 17:09 Uhr
[13] vgl. https://www.baua.de/DE/Angebote/Publikationen/Schriftenreihe/Uebersetzungen/Ue15.pdf?__blob=publica-tionFile&v=2 Zugriff am 12.08.19 18:05 Uhr
[14] http://dzd.blog.uni-wh.de/index.html%3Fp=11876.html Zugriff am 12.08.19 18:14 Uhr
[15] http://dzd.blog.uni-wh.de/index.html%3Fp=11876.html Zugriff am 12.08.19 18:35 Uhr

des Pflege- und Betreuungsbedarfs bei pflegebedürftigen Menschen auch nach Reformierung und Einführung eines neuen Pflegebedürftigkeitsbegriffes zu starr und unausgeglichen. Da weder der pflegebedürftige Mensch noch die Pflegekraft in ihrer Individualität ausreichend eingeschätzt werden können, gilt es weiterhin einem Zeitwertsystem in Punktform zu vertrauen, um die alltäglich anfallenden Problemstellungen des einzelnen Betroffenen zu bewerkstelligen. Abschließend lässt sich zusammenfassen, die NEXT-Studie liefert viele wichtige Erkenntnisse zu Arbeitsrelevanten Problemstellungen beruflich Pflegender, lösen kann sie die Probleme jedoch nicht. Dafür bedarf es motivierter, smarter und fähiger Führungs-/Leitungskräfte, die sich den einzelnen Problemen der komplexen Aufgabenstellung annehmen können.

2.2 Pflegenotstand – Identitätskrise Pflege

„Um es in einer Beschreibung des amerikansichen Psychoanalytikers R.D. Laing zu sagen, weiß man es in der Betrachtung vom Erdboden her eben nicht genau, ob in der großen Flugformation am Himmel die richtige Richtung verortet ist oder nicht doch bei den ein, zwei Abweichlern. Man dürfe nie annehmen, eine Gruppe sei auf Kurs, nur weil sie formiert ist, und „Wenn die Formation selbst vom Kurs abgekommen ist, muss, wer wirklich Kurs halten will, die Formation verlassen [4]" Man kann sich täuschen. Vielleicht war der formierte Aufbruch in die Pflegeversicherung ein Fehler... Vielleicht deuten auch die vielen gesetzlichen Änderungen und Ergänzungen mit ihren zunehmend unverständlicheren Bezeichnungen auf etwas nicht eben ausreichend Eindeutiges und Klares in der Gesetzeslage hin. Andererseits gab es in diesem System zudem Aufbrüche von Akteuren mit ausgesprochen klaren Zielen und Interessenlagen. Die, die in der praktischen Tätigkeit der Hilfe und Pflege den Sinn ihrer Arbeit schöpfen, die Pflegekräfte in der Altenhilfe, sie scheinen in der Art ihres Tuns in großer Zahl eher nicht aufgebrochen zu sein. In Auslegung der Formulierung des Philosophen Peter Sloterdijk über den Mündungsbereich des Lebens scheinen sie in eben diesen Mündungsbereich, also dort wo zum Ende des Lebens der Pflegebedürftigen ein stetiger Umgang mit Sterben und Tod den Alltag ausmacht, in ihrer Sinngebung so selbstverständlich sicher stehen geblieben zu sein, weil es keine Aufbruchsnotwendigkeit in andere Optimierungswellen gibt, wo das Ende der zu Pflegenden naht. Zum besseren Verständnis das etwas längere Zitat: „Ich erinnere an die berühmte Metapher von Thomas Hobbes, nach der das Leben ein Wettrennen bedeutet: Ständig überholt zu werden ist Unglück, ständig andere zu überholen ist Glück, sagt der Philosoph. Für diejenigen hingegen, die im Mündungsbereich stehen, hören das das Überholen und Überholtwerden auf, weil solche Bewegungen nur am Anfang einer Optimierungsreihe sinnvoll sind und sie ihren Zweck verlieren, wenn man die Lösung gefunden hat. Macht man dann immer noch weiter, ist man einer bloßen Gewohnheit zum Opfer gefallen [8]. Viele der in der Altenpflege Tätigen scheinen trotz der vielen Neuerungen in ihrer Grundhaltung stehengeblieben, wo man vor Einführung der Pflegeversicherung schon zu Hause war. Im guten Bewusstsein, das helfend und sorgend Richtige zu tun. Während im Treiben vor den Mündungsbereichen die Notwendigkeit des Überholens und Nicht-Überholtwerdens das Handeln der Akteure bestimmt ist dies im Mündungsbereich des Lebens, dem Bereich des Umgangs mit Pflegebedürftigkeit, Sterben und Tod nicht mehr notwendig. Die Praxis in der Pflege scheint hier in ihrem zentralen handlungsleitenden Sinnkonstrukt im Handeln kompetent und gut aufgehoben zu sein, weil durch die Klarheit des Standpunktes, der Haltung ein Aufbruch nicht sinnleitend war und vermutlich nie sein braucht. Sie sind stehen geblieben und wurden überholt von dem durch die Pflegeversicherung ausgelösten Aufbruch in die ökonomisch-technokratische Durchnormung der praktischen Pflege mittels einer Einführung von durchgerasterten und geldwerthinterlegten und in Personalbedarfsplanungen umzurechnenden Zeittaktungen in Stufen der Pflegebedürftigkeit. Das war wohl der Aufbruch, das Diktat des Wirtschaftlichen Imperativs, der so prägend für die Entwicklung sein sollte."[16] „Irrtümliche Aufbrüche produzieren nicht selten falsche Flugrichtungen und die in der Formation gelandeten entdecken möglicherweise zu spät, dass die Verheißung und vermeintlichen Fortschritte die Antriebskräfte der Selbstzerstörung sind „...das war die suggestivste Idee der älteren kritischen Theorie. Sie ging von der Beobachtung aus, daß die Intelligenz sich in der Richtung irren kann und Selbstzerstörung mit Selbsterhaltung verwechselt" [8]."Möglicherweise werden wir dies über die Entwicklung in der Altenhilfe sagen müssen, wenn wir gemerkt haben, das zugunsten ökonomischer Interessen der Schutz des Ethischen im Bereich des Alt- und Pflegebedürftigwerdens geopfert wurde, die Technokratisierung und Standardisierung des Praktischen in diesem Sorgenbereich die helfende Grundhaltung aufzulösen droht und diese Situation zu viele Pflegekräfte in die Spreizung zwischen einer inneren moralischen Werte- und Handlungsausrichtung und einer systemisch vermittelten wirtschaftlichen Zeittaktung des Handelns gebracht hat, was klassisch in ein krankmachendes Dilemma der doppelten Bindung führen musste."[17]

Zusätzlich führte die Berufspflege in der geschichtlichen Entwicklung, wahrscheinlich noch bis in die heutige Zeit, ein Schatten da sein zur großen geschwisterlichen Professur, der Medizin. Entwickelteten sich beide doch immer in sehr engen Beistand durch die Jahrhunderte, blieb es letztendlich den akademisierten Medizinern vorenthalten aus ihrem Berufszweig eine ansehnliche, nicht in Frage zu stellende Stellung werden zu lassen. Die Pflege jedoch zu einem Erfüllungsgehilfen der Mediziner degradiert, durchwanderte durch verschiedene Weichenstellungen in der Geschichte zu einem verweiblichten Beruf, der auf traditionellen kirchlichen Regularien wie Aufopferung und Nächstenliebe reduziert wurde. Die Verweiblichung, welche sich interessanter Weise erst seit dem 19. Jahrhundert etablierte, erfüllte hierbei einen logischen Zweck. Die Gehorsamkeit der Frau sowie der Vorwurf mangelnde intellektuelle Fähigkeiten zu besitzen gepaart mit den damals sehr engstirnigen und maskulinen Denkweise das ihr dadurch emotionale Attribute geschenkt wurden sind nur ein Grund von vielen, warum Verweiblichung damals Sinn machte.[18]Für heutige Anforderungen ist diese Entwicklung natürlich als massives Problem zu benennen. Die Pflege konnte in ihrer Entwicklung nur eingeschränkt von eigenständigen Handeln und Denken profitieren, immer sah man sich im Schatten übergroßer Nachbarprofessuren mit ihren geballten Wissen und Ansehen, stets darauf bedacht den Dienst am Menschen zu verrichten und Anweisungen Folge zu leisten. Es konnte keine Expertise ausgebildet werden, es gab keine oder kaum Zusammenschlüsse und erst in den letzten Jahrzenten konnte Pflege als wichtiger Bestandteil im Heilungs- und Bewältigungsprozess auch einer breiten Masse verständlich gemacht werden. Doch wie alle Veränderungen benötigt auch diese seine Zeit um das Verständnis, um eine neue Positionierung, ein neues Rollenbild zu entwickeln. Gerade hier ist es nach Auffassung des Autors unabdingbar die nachwachsende Generation Auszubildende, Junge Pflegekräfte und Führungskräfte auf ihr Können und Wissen zu berufen und sie in ihrer beruflichen Expertise zu bestärken. Als Multiplikatoren in den Teams könnte so ein wichtiger Beitrag zur Positionierung im Beruf stattfinden. Als Einrichtungsleitung ist es aufgrund der vielen Besonderheiten existenziell eine Dynamik zwischen den Bedürfnissen der Selbstverwirklichung der Pflegekräfte im Bezug auf ihr berufliches Selbstbild und in anderer Weise den wachsenden Ansprüchen an professionelle und wirtschaftliche Erbringung

---

[16] Aufbruch Pflege, Thomas Behr Hrsg., SpringerGabler, Seite 18ff
[17] Aufbruch Pflege, Thomas Behr Hrsg., SpringerGabler, Seite 20ff
[18] vgl. Berufsethik und Berufskunde 3. überarbeitete Auflage, Martina Hiemetzberger, Irene Messner, Michaela Dorfmeister, Facultas Verlag, Seite 110ff

von Pflegeleistungen an Kunden als Rahmenprogramm zu initiieren. Ein Diskrepanz dieser beiden Ansichtsweisen sollte dabei nicht als Unmöglichkeit, sondern als Entwicklungsprozess gesehen werden.

2.3 Pflegenotstand – Die Analyse

„Im Juni 2018 belief sich die Zahl der sozialversicherungspflichtig Beschäftigten in der Kranken- und Altenpflege auf 1,6 Millionen, darunter 583.000 Altenpflegekräfte sowie 1,1 Millionen Krankenpflegekräfte. Im Vergleich zum Vorjahr war das eine Zunahme von 45.000 bzw. drei Prozent. Knapp die Hälfte dieses Wachstums geht auf die Helfertätigkeiten zurück. Diese nahmen um 22.000 oder fünf Prozent zu."[19]

„PFLEGEBERUFE WEITERHIN FRAUENDOMÄNEN

Pflegeberufe sind Frauen- und Teilzeitdomänen. Auch wenn der Frauenanteil leicht rückläufig ist: Mehr als vier von fünf Pflegekräften waren 2018 Frauen (Krankenpflege 80 Prozent; Altenpflege 84 Prozent). Darüber hinaus sind die Pflegeberufe von einem überdurchschnittlich hohen Anteil Teilzeitbeschäftigter geprägt: 2018 waren 44 Prozent der Krankenpflegekräfte und 56 Prozent der Altenpflegekräfte in Teilzeit tätig. Der überdurchschnittliche Teilzeitanteil ist nicht nur auf die hohe Frauenbeschäftigung in Pflegeberufen zurückzuführen. Mit einem Anteil von 20 Prozent in der Krankenpflege bzw. 36 Prozent in der Altenpflege üben auch überdurchschnittlich viele Männer Teilzeitbeschäftigungen aus (Teilzeitanteil der Männer über alle Berufe: 11 Prozent). Insbesondere im Bereich der Altenpflege ging das Wachstum der sozialversicherungspflichtigen Beschäftigung in den letzten Jahren überwiegend auf mehr Teilzeitbeschäftigung zurück. So waren gut 60 Prozent der Zunahme der sozialversicherungspflichtig Beschäftigten zwischen 2014 und 2018 in Altenpflegeberufen Teilzeitbeschäftigte (+58.000; Vollzeit: +35.000). Bei Krankenpflegekräften lag der Anteil der Teilzeitbeschäftigten am Gesamtzuwachs bei gut der Hälfte (+41.000; Vollzeit: +39.000).

ANTEIL AUSLÄNDISCHER ARBEITSKRÄFTE STEIGT

Zur Abmilderung des Fachkräftemangels setzt die Pflegebranche zunehmend auf ausländische Arbeitskräfte, auch wenn die Sprachbarriere sowie die Berufsanerkennung zum Teil große Hürden darstellen. Zum einen werden Pflegetätigkeiten in Deutschland für EU-Ausländer interessant. So hat sich in den letzten fünf Jahren die Zahl der im Zuge der europäischen Freizügigkeit in Deutschland beschäftigten Pflegekräfte um 28.000 auf 75.000 erhöht (40.000 Krankenpflegekräfte, 34.000 Altenpflegekräfte). Zum anderen wurden als Reaktion auf den Fachkräftemangel in den letzten Jahren verstärkt Altenpfleger aus dem außereuropäischen Ausland angeworben."[20]

„WACHSENDER ANTEIL VON LEIHARBEIT IN DER ALTEN- UND KRANKENPFLEGE

Als Reaktion auf die starke Nachfrage nach Arbeitskräften in der Alten- und Krankenpflege hat in den letzten Jahren die Zahl der Beschäftigten, die über ein Leiharbeitsunternehmen in der Pflege tätig sind, zugenommen. Waren es 2014 noch rund 12.000 Leiharbeitnehmer in der Krankenpflege so waren es 2018 schon fast doppelt soviele (22.000). Auch in der Altenpflege ist die Zahl der Leiharbeiter in den letzten fünf Jahren merklich gestiegen von gut 8.000 auf 12.000 im Jahr 2018. Immer mehr Pflegekräfte scheinen sich derzeit für eine Beschäftigung

---

[19] Arbeitsmarktsituation im Pflegebereich, Bundesagentur für Arbeit, Seite 6
[20] Arbeitsmarktsituation im Pflegebereich, Bundesagentur für Arbeit, Seite 8

über ein Leiharbeitsunternehmen zu entscheiden, da diese mit überdurchschnittlichen Löhnen, Mitbestimmungsrechten bei Dienstplänen und bezahlten Überstunden werben. Der Anteil der Leiharbeitnehmer an allen Beschäftigten in der Pflege ist mit zwei Prozent weiterhin gering – jedoch mit steigender Tendenz. Unter allen Beschäftigten beträgt der Anteil der Leiharbeitnehmer rund drei Prozent.[21]

„Die Bundesagentur für Arbeit beobachtet regelmäßig, wie sich u.a. Angebot und Nachfrage nach Berufen auf die Fachkräftesicherung auswirken. Insbesondere geht es darum, Fachkräfteengpässe zu identifizieren. Die Fachkräfteengpassanalyse wird halbjährlich aktualisiert. Grundlage zur Beurteilung von Fachkräfteengpässen sind vor allem die Vakanzzeit gemeldeter Arbeitsstellen, die Arbeitslosenquote sowie die Bewerber-Stellen-Relation.

FACHKRÄFTEMANGEL IN DER ALTENPFLEGE NIMMT WEITER ZU

Auch 2018 stellt sich keine Entspannung der Fachkräftesituation im Bereich der Altenpflege ein. Ganz im Gegenteil nimmt insbesondere der Bedarf an examinierten Fachkräften und Spezialisten weiter zu. Unter „Spezialisten" in der Altenpflege versteht man Fachaltenpflegekräfte mit Zusatzausbildung, beispielsweise für klinische Geriatrie, Rehabilitation, Palliativ oder Onkologie. Allerdings handelt es sich bei den Spezialisten – verglichen mit den Altenpflegefachkräften insgesamt – um eine eher kleine Gruppe. Der Fachkräftemangel in der Altenpflege zeigt sich ausnahmslos in allen Bundesländern. In keinem Bundesland stehen rechnerisch ausreichend arbeitslose Bewerber zur Verfügung, um damit die der BA gemeldeten Stellen zu besetzen (siehe Abb. 8). Gemeldete Stellenangebote für examinierte Altenpflegefachkräfte und -spezialisten sind im Bundesdurchschnitt 183 Tage vakant (gleitender Jahreswert Oktober 2018). Das sind 63 Prozent mehr als die durchschnittliche Vakanzzeit über alle Berufe. Gegenüber dem Vorjahr hat sich die Situation in der Altenpflege weiter angespannt. So ist die Vakanzzeit um zwölf Tage gestiegen und die Arbeitslosen-Stellen-Relation hat sich nochmals verringert."[22]

---

[21] Arbeitsmarktsituation im Pflegebereich, Bundesagentur für Arbeit, Seite 9
[22] Arbeitsmarktsituation im Pflegebereich, Bundesagentur für Arbeit, Seite 14

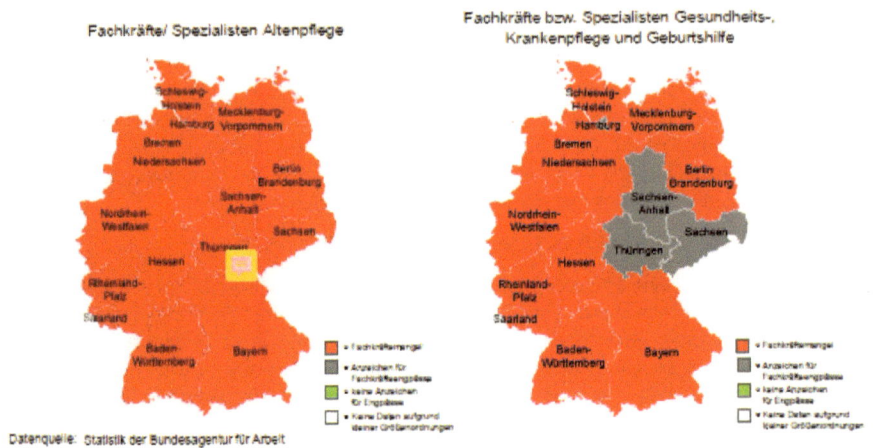

Abbildung 8

Fachkräfteengpassanalyse vom Dezember 2018

Fachkräfte/ Spezialisten Altenpflege

Fachkräfte bzw. Spezialisten Gesundheits-, Krankenpflege und Geburtshilfe

Datenquelle: Statistik der Bundesagentur für Arbeit

23

„POTENZIALE ZUR DECKUNG DES FACHKRÄFTEBEDARFS

Vor dem Hintergrund des bereits bestehenden und weiter steigenden Bedarfs an Fachkräften in der Pflege könnte eine Ausweitung des Arbeitszeitvolumens der vielen Teilzeitkräfte in der Pflege einen Beitrag zur Deckung der Fachkräftenachfrage leisten. Darüber hinaus könnte die Weiterbildung der, gemessen an der Zahl gemeldeter Stellen, hohen Zahl an arbeitslosen Pflegehelfern zur Reduzierung des Fachkräftemangels beitragen."[24]

Bei der Analyse zur aktuellen Fachkräftesituation der Bundesagentur für Arbeit werden klare Trends angesprochen. Nach Auffassung des Autors gehen hieraus folgende Kernaussagen hervor, welche jedoch nicht unbedingt der realistischen Darstellung im Alltag beruflich Pflegender entsprechen: Die hohe Anzahl von Teilzeitbeschäftigungen wird als potenzielle Chance gesehen, durch Umstrukturierung also Erhöhung der Beschäftigungszeiten den Mangel an Fachkräften einzudämmen. Von dieser Idee ausgelassen scheinen dem Autor jedoch die in der realen Pflegearbeit bereits geleisteten Überstunden dieser Teilzeitbeschäftigten, Verdi errechnete 2016 allein für die Krankenhausbelegschaften knapp 36 Millionen geleistete Überstunden[25] in der Altenpflege kamen nochmal 9,5 Millionen Überstunden hinzu, größtenteils wurden diese Überstunden unbezahlt und von den dominierenden Teilzeitbeschäftigten geleistet.[26] Im Umkehr Schluss bedeutet dies das es bereits durch Überstunden der vielen in der

---

[23] Arbeitsmarktsituation im Pflegebereich, Abbildung 8 Fachkräfteengpassanalyse Dezember 2018 Bundesagentur für Arbeit, Seite 14
[24] Arbeitsmarktsituation im Pflegebereich, Bundesagentur für Arbeit, Seite 15
[25] vgl. https://www.verdi.de/themen/nachrichten/++co++9a7ce75e-1c17-11e6-a9ef-52540059119e Zugriff am 13.08.19 14:49 Uhr
[26] vgl. http://www.altenheim.net/Infopool/Nachrichten/9-5-Millionen-Ueberstunden-in-der-Altenpflege Zugriff 13.08.19 14:53 Uhr

Pflege Teilzeitbeschäftigten und aber auch Vollzeitbeschäftigten zu rechnerisch und real vorhandenen Vollzeitstellen und darüber noch hinaus abgearbeitete Zeiten kommt, diese potenzielle Chance ist also nur rechnerisch eine Möglichkeit und keine Lösung dem Fachkräftemangel entgegenzuwirken. Zusätzlich kann der Autor aus Erfahrung berichten, dass viele Pflegekräfte bewusst einer Teilzeitbeschäftigung nachgehen, da das Bewusstsein einspringen zu müssen allgegenwärtig ist. So gesehen ist es eine Art des Schein-Teilzeitbeschäftigt-Seins den die reale Arbeitszeit entspricht durch die häufig abzuleistenden Überstunden der einer Vollzeitbeschäftigung. Der wachsende Markt der Leiharbeitsunternehmen in der Pflege ist auch deshalb so erfolgreich, da diese den Pflegekräften mit Wertschätzung und fairer Behandlung ein höchst Maß an Unabhängigkeit in der Pflegearbeit ermöglichen. Überstunden leisten, ohne gefragt zu werden, Überschreitung des Arbeitszeitgesetzes in Form von doppelten Diensten oder das beliebige hin und her switchen der Schichtdienstpläne ist bei diesem Anstellungsverhältnis passé. Die Leiharbeitsunternehmen stehen in engen Kontakt mit ihren Angestellten und sind als Arbeitgeber deren Hauptansprechpartner, somit ist das Ausbeuten der Leitungs– und Führungskräfte an der eigenen Belegschaft, heutzutage leider weiterhin weitverbreitet, nicht möglich. Zusätzlich locken eine gute Entlohnung, viele Vergünstigungen oder auch ein Dienstwagen mit Privatnutzungsrecht die Pflegekräfte zu diesen Unternehmen. Der Autor dieser Facharbeit, arbeitete selbst für 3 Jahre bei Deutschlands größten Personaldienstleister im Gesundheitswesen und kann von daher aus eigener Erfahrung die Vorteile dieses Beschäftigungsverhältnisses nur loben. Sollten sich Führungs- und Leitungskräfte sozialer Einrichtungen nicht Arbeitnehmerfreundlicher am Markt Positionieren könnten die zukünftigen Stars der Branche die Leiharbeitsunternehmen werden, zumindest gibt es hier aus Sicht des Autors viele gute Ansätze die auch in der Gesundheitsbranche selbst und vor allem durch verantwortliche im Personalmanagement übernommen werden können. Der Bedarf an Fachkräften kann und wird nicht nur inländische Ausbildung, Weiterbildung, Qualifizierung gedeckt werden können. Immer mehr Firmen entschließen sich deshalb auch in den europäischen Mitgliedsstaaten und im Ausland Fachkräfte zu akquirieren. Unternehmen die Vielfältigkeit und Unterschiedlichkeit bei Mitarbeitern als Ressource sehen und diese Art der multikulturellen Zusammenarbeit in ihre strategische Ausrichtung integrieren bedienen sich dem Diversity Management.[27]Die Ausbildung, Qualifizierung und Integration ausländischer Fachkräfte ist dabei in den schwer unterbesetzten Berufsalltag der Pflegekräfte eine nahezu unmögliche Aufgabenstellung. Der Autor konnte mit der Gewinnung und Anlernung von Fachkräften aus anderen Ländern bisher nur schlechte Erfahrungen gewinnen. Hierbei mangelte es eindeutig an einem realistischen und ausgewogenen Einarbeitungskonzept der Managementebene zur Umsetzung dieser schwierigen und sensiblen Aufgabenstellung. Diversity Management ist für die zukünftige Pflegearbeit ein nicht zu unterschätzender Managementbereich zur Bewältigung von neuen Aufgabengebieten im Rahmen der fortschreitenden Globalisierung der Gesundheitsbranche. Er muss jedoch in jedem Unternehmen als fest verankerter Bestandteil der Unternehmensphilosophie integriert werden und Bedarf einer ambitionierten und professionellen konzeptionellen Ausrichtung mit kontinuierlicher Evaluation der strategischen Ziele in diesem Bereich. Ein weiteres Kernelement des Entgegenwirkens des Fachkräfteengpasses wird in der Qualifizierung von Hilfskräften vor allem in der Altenpflege gesehen[28]die durch diverse Bildungsoffensiven zu Altenpflegefachkräften ausgebildet werden. Der Autor ist nicht der Meinung das die Zugangsvoraussetzungen zu den Pflegeberufen durch die schulische Bildung allein definiert werden kann, bisher und weiterhin gelten als Zugelassen Menschen die die

---

[27] vgl. Personalmanagement Grundlagen und Praxis des Human Resources Managements 2. Auflage, Meinulf Kolb, Brigitte Burkart, Frank Zunder, Gabler, Seite 152
[28] vgl. Arbeitsmarktsituation im Pflegebereich, Bundesagentur für Arbeit, Seite 16ff

mittlere Reife besitzen oder welche die durch den Abschluss der 9. Klasse und nachfolgender Berufsausbildung (mind. zwei Jahre) primär Krankenpflege- oder Altenpflegehelfer, z.Zt. durch Landesrecht geregelt auch noch 1 Jährige Altenpflegehelferausbildung den Weg zur Ausbildung als Pflegefachkraft (als Gesamtbegriff für pflegerisches Fachpersonal) einschlagen können.[29] Trotzdem muss aufgrund der steigenden Komplexität der Aufgaben- und Anforderungsbereiche in den Bereichen des fachlichen, gleichentscheidend aber auch des empathischen und emotionalen Wissens und der daraus resultierenden Eignungsfähigkeit, ein erweitertes Augenmerk auf die künftigen Qualifizierungsvoraussetzungen geeigneten Fachpersonals im Bereich der Entscheidungskompetenz des Personalmanagements einer sozialen Einrichtung liegen. Die politischen Entscheidungen scheinen dem Autor dabei widersprüchlicher den je, so denkt man doch im Rahmen öffentlicher Debatten darüber nach Pflegekräften mehr Entscheidungsgewalten, zur Ergreifung von Maßnahmen medizinisch-pflegerischer Natur, sonst ärztlicher Kompetenzentscheidungen zu überlassen, um die Attraktivität und das Ansehen des Berufes zu steigern. Gleichzeitig werden die dafür benötigten Handlungs- und Entscheidungskompetenzen, welche auch eng mit den eigenen Erfahrungen, Wissen und Verhalten eines Menschen zusammenhängen und natürlich unteranderem auch durch den Bildungsstand mit entwickelt werden, nicht ausdrücklich durch berufspolitische Aufwertungen gefordert – zum Beispiel durch vollständige Akademisierung des Pflegeberufs-, sondern das Berufsfeld wird einerseits in Form von einer Korrektur der Zugangsvoraussetzung zur Ausbildung in den Pflegeberufen nach unten vorbereitet, andererseits wird die anschließende Möglichkeit zum Pflegestudium vereinfacht.[30]Abschließend lässt sich sagen, dass die Entwicklungen und Änderungen im Bereich beruflich Pflegender gleich ob erfolgreich oder ein Misserfolg die Ist-Situation der aktuellen Managementverantwortlichen darstellen und somit Grund- und Ausgangslage ihrer Handlungs- und Entscheidungsspielräume darstellen. Die Aufgabenstellung der Personalverantwortlichen erscheinen komplex, mehrdimensional und alles andere als einfach, umso wichtiger erscheint es dem Autor deswegen die bereits ermittelten Hintergründe zur Lage des Fachkräftemangels in seine tägliche Personalarbeit einfließen zu lassen.

3. Personalmanagement

Personalwirtschaft, Personalwesen, Personalmanagement oder Personal-Management[31] sowie auch Human Resource Management viele Bezeichnungen die in der Literatur zu ein und demselben Fachgebiet der Betriebswirtschaftslehre zu geordnet werden können, deren Gemeinsamkeit darin besteht sich im Kern mit dem Mensch und seiner Arbeit zu beschäftigen.[32]

„Seit Mitte der 1980er-Jahre verwendet man im deutschsprachigen Raum den Begriff Personalmanagement. Zunächst wurde damit vorrangig die Steuerung des Personals als rechenbare Größe umschrieben, mithin ein Aufgabenfeld der Personalwirtschaft, für das sich nunmehr eher die Bezeichnung Personalcontrolling eingebürgert hat. Im Laufe dieser Entwicklung ist der Begriff Personalmanagement mehr und mehr in den täglichen Sprachgebrauch der Verantwortlichen übergegangen, sodass er mittlerweile als Synonym für Personalwirtschaft gilt (Nicolai 2006, S.1 ff.). Scholz (2000, S.1) zufolge steckt hinter der Verwendung des Begriffs Personalmanagement aber mehr als nur ein Spiel mit Worten, nämlich die Einsicht, dass das

---

[29] vgl. Altenpflegegesetz §6 und Pflegeberufegesetz, Abschnitt Ausbildung – und Prüfungsvorraussetzungen
[30] vgl. https://www.bundesgesundheitsministerium.de/en/service/begriffe-von-a-z/p/pflegeberufegesetz/faq-pflegeberufegesetz.html Zugriff 13.08.19 18:49Uhr
[31] vgl. Personal-Management 9.Auflage, Jürgen Berthel/Fred G. Becker, Schäffer / Poeschel, Seite 14
[32] vgl. Personalmanagement Grundlagen und Praxis des Human Resources Managements 2. Auflage, Meinulf Kolb, Brigitte Burkart, Frank Zunder, Gabler, Seite 3

Personal der entscheidende Wettbewerbsfaktor ist. Mit der Bezeichnung Personalmanagement propagiere man die Integration der mitarbeiterbezogenen Aufgaben in alle unternehmerischen Aktivitäten. Sie sollen einen unverzichtbaren Bestandteil des gesamten Managementprozesses bilden. In der zeitgenössischen, vor allem US-amerikanischen Praxis und Literatur spricht man, unter Berufung auf US-Business Schools, vom Human Resource Management und meint damit jene Begriffsinhalte, die im deutschsprachigen Raum als Personalmanagement bezeichnet werden (Oechsler 2006, S.24 ff., Scholz 2000, S.1). Die Argumente für die Verwendung der Begriffe Personalmanagement und Human Resource Management sind durchaus ehrenwert und überzeugend. Andererseits macht der Begriff Personalwirtschaft eher deutlich, dass es sich um eine betriebswirtschaftliche Funktion mithin um ein Teilgebiet der Wirtschaftswissenschaften handelt (Stelzer-Rothe/Hohmeister 2001, S.9)."[33]

„Hinsichtlich des Personal-Managements ist Drumm (2008, S.2) zuzustimmen, wenn er formuliert: „Kaum ein Gebiet der Betriebswirtschaftslehre ist so heterogen wie die Personalwirtschaft mit ihren ökonomischen, rechtlichen, arbeitswissenschaftlichen, arbeitsmedizinischen, soziologischen und psychologischen Fragestellungen."[34]

Personalmanagement, wie die überwiegende Bezeichnung im weiteren Verlauf der Facharbeit durch den Autor erfolgt, hängt in seiner Entwicklung und Darstellung in weiten Teilen davon ab wie das Unternehmen seine Perspektive auf den Faktor Mensch richtet. Hierbei ist festzuhalten das strategische Ausrichtung, ethisch-moralische Wertevorstellung und individuelle Unternehmensaspekte (wie z.b die Unternehmensgröße) diesen Managementteilbereich formen und prägen. Die Betrachtungsweise kann hierbei in die zwei extreme „Der Mensch ist Mittelpunkt." oder „Der Mensch ist Mittel. (Punkt)."[35] ausfallen[36]

Führungskräfte stehen also zunehmend vor einer komplexen Aufgabenstellung, die ein Höchstmaß an Sensibilität und Professionalität erfordert. Verantwortung für Mitarbeiter, impliziert Entscheidungsgewalten zu besitzen und diese können unweigerlich zu Dilemmata führen. Der Autor möchte deshalb anführen das auch die eigenen Wertvorstellungen und Normen in diesen Prozess mit einfließen und es deshalb unabdingbar ist sich kritisch und selbstreflektierend mit seinem Handeln und seinen Entscheidungen auseinander zu setzen.

3.1 Ethisches Dilemma

Als Führungskraft ist es nach Auffassung des Autors wichtig, sich mit den eigenen ethischen Prinzipien, also dem moralischen Grundverständnis, sowie der gelebten Werte und Normen auseinanderzusetzen. Schließlich handelt Ethik von dem sittlichen Verständnis, also dem Nachdenken über richtiges Handeln. Dieses Verständnis ist dabei so individuell wie die Menschheit selbst. In vielen Teilen der Bevölkerungen ist es für Menschen mit ihrer moralischen Auffassung vertretbar, die Todesstrafe mit zu tragen. Andere Länder wiederrum haben in ihrem moralischen Wertesystem entschieden, dieses nicht mehr zu dulden. Es gibt dutzende Beispiele, die genannt werden können, um die Individualität von der Auffassung des richtigen

---

[33] Personalwirtschaft Lehr- und Übungsbuch für Human Resource Management 5.Auflage, Reiner Bröckermann, Schäffer / Poeschel, Seite 15ff
[34] Personal-Management 9.Auflage, Jürgen Berthel/Fred G. Becker, Schäffer / Poeschel, Vorwort zur 9. Auflage
[35] Personalmanagement Grundlagen und Praxis des Human Resources Managements 2. Auflage, Meinulf Kolb, Brigitte Burkart, Frank Zunder, Gabler, Seite 3
[36] vgl. Personalmanagement Grundlagen und Praxis des Human Resources Managements 2. Auflage, Meinulf Kolb, Brigitte Burkart, Frank Zunder, Gabler, Seite 3ff

Handelns zu erörtern und dennoch werden nicht alle Menschen auf einen gemeinsamen Konsens kommen.[37] Auch Führungskräfte stehen vor dieser Aufgabe, sie vereinen ein Team, deren Menschen ebenso wie die Leitungskraft unterschiedliche Wertevorstellungen vertreten. Mitarbeiter zu führen bedeutet sich dieser Tatsache bewusst zu werden und einen geschulten Blick für Konfliktpotenziale zu entwickeln, um diesen frühzeitig entgegensteuern zu können. Personalmanagement muss sich nicht nur mit Fragestellungen organisatorischer und administrativer Prozesse auseinandersetzen, sondern steht auch immer stückweise im direkten Bezug und Kontakt zu den Mitarbeitern.[38]

„Das grundsätzliche ethische Dilemma in der Führung lässt sich wie folgt zusammenfassen: Wenn Sie etwas Großes bewirken wollen, werden Sie niemals nur Nutzen für alle Stiften können. In der konkreten Welt sind Sie von Gegnern Ihrer Ziele umgeben und von eingeschränkten Ressourcen, mit denen Sie Ihre Ziele erreichen müssen. Wenn Sie Ihre Ziele durchsetzen, verursachen Sie damit anderen Menschen im metaphorischen Sinne Kosten."[39].

In der Gesinnungsethik wäre diese Art zu handeln, also einem anderen Menschen Kosten zu verursachen, grundlegend falsch.

„Die Gesinnungsethik betrachtet Handeln dann als ethisch, wenn es auf Basis guter Prinzipien (z.B. christliche Prinzipien oder kategorischer Imperativ) erfolgt."[40]

Die Gesinnungsethik würde beim Auftreten eins ethischen Dilemmas die Selbstbeschränkung der Führungskraft aktivieren, welche es ihr durch ihre ethische Auffassung nicht erlauben würde, bestimmte Handlungen durchzuführen, obwohl sie es könnte. Die Gesinnungsethik ist geprägt durch die Prinzipien der Nächstenliebe und der unbedingten Gottesfurcht und der absoluten Wahrheit in Bezug auf erlaubte und unerlaubte Verhaltensweisen. Selbstbeschränkung ist jedoch hinderlich für Erfolg, denn dieser kann nur entstehen, wenn die Führungskraft in ihren ethischen Entscheidungen auch anderen Menschen Kosten verursachen darf.[41] Durch die Weiterentwicklung der Menschheit in Bezug auf technologische, betriebs – bzw. marktwirtschaftliche und persönliche Komponenten, konnte die Gesinnungsethik nicht als umfassender Leitgedanke gehalten werden. Auf der Suche nach einem angepassten Prinzip des ethischen Handelns, rückte der Utilitarismus bzw. die Handlungsethik nun in den Vordergrund.[42]

„Eine Handlung ist in der Denkweise der Utilitaristen genau dann gut oder rechtfertigbar, wenn durch sie insgesamt mehr Glück oder Nutzen entsteht als mit dieser Handlung an >>Kosten<< verbunden ist.

In der ethischen Denkweise des Utilitarismus wurde akzeptiert, dass es eine absolute Reinheit von Prinzipien als Grundlage von Handlungen nicht gibt und dass grundsätzliche Prinzipien in vielen und praktischen ethischen Fragen des Alltags nicht ausreichend weiterhelfen. Damit befindet sich der Utilitarismus deutlich näher an den Grundprinzipien der sozialen Marktwirtschaft, weil die soziale Marktwirtschaft auch nach dem Prinzip funktioniert, automatisch denjenigen zu belohnen, der durch seine Produkte und Problemlösungen den größtmöglichen

---

[37] vgl. Paschen, Dihsmaier, Psychologie der Menschenführung 2. Auflage, Springer Verlag, Seite 222ff
[38] vgl. Personalmanagement Grundlagen und Praxis des Human Resources Managements 2. Auflage, Meinulf Kolb, Brigitte Burkart, Frank Zunder, Gabler, Seite 408ff
[39] Paschen, Dihsmaier, Psychologie der Menschenführung 2. Auflage, Springer Verlag, Seite 226
[40] Paschen, Dihsmaier, Psychologie der Menschenführung 2. Auflage, Springer Verlag, Seite 224
[41] vgl. Paschen, Dihsmaier, Psychologie der Menschenführung 2. Auflage, Springer Verlag, Seite 224ff
[42] vgl. Paschen, Dihsmaier, Psychologie der Menschenführung 2. Auflage, Springer Verlag, Seite 225

Nutzen für möglichst viele Menschen schafft. Trotzdem existieren auch innerhalb einer utilita-
ristischen Denkschule ethische Dilemmata: Die Frage für welchen >>Nutzen<< welche >>Kos-
ten<< zu rechtfertigen sind, kann letztlich der Utilitarismus nicht endgültig beantworten."[43]

Folgendes Beispiel verdeutlicht eventuell die Zwickmühle, in welcher sich Führungskräfte unter Umständen wiederfinden können:

„Wenn Sie als Führungskraft zwei Mitarbeiter in ihrer Abteilung haben, die beide als junge
Familienväter während der Osterferien in Urlaub fahren wollen, und Sie aber dringend min-
destens einen der beiden im Team präsent brauchen, um ein wichtiges Projekt nicht zu ge-
fährden, stehen Sie strukturell vor dem gleichen Dilemma. Auch in diesem Fall können Sie
nicht nur Nutzen stiften. Irgendjemand wird dafür >>bezahlen<<. Entweder es >>bezahlt<<
das Unternehmen, das sich mit verspäteten Projektergebnissen zufriedengeben muss, oder
es >>bezahlt<< einer der jungen Familienväter, dem der Wunsch nach Urlaub mit der Familie
nicht gewährt werden kann."[44] Personalmanagement muss auf diese schwierige Fragestellung
im Unternehmen reagieren und strukturelle Vorgaben und Richtlinien in Zusammenarbeit mit
der Geschäftsleitung, Unternehmensführung o.ä. erarbeiten. Ziel sollte es sein die bestmögli-
che Situation für die Mitarbeiter zu gewährleisten, als Maxime könnte das Win-Win-Prinzip
federführend sein.

Zumindest jedoch muss auf folgenden Umstand hingewiesen werden:

„Wer sich diesem Dilemma entziehen möchte, wird nicht führen können. Er bleibt aber deswegen unter Umständen nicht >>moralisch oder ethisch reiner<<, weil vielleicht die bequeme
Vermeidung dieses Dilemmas dazu geführt hat, dass der Welt ein Nutzen vorenthalten worden
ist, für den sich ein Aushalten des Dilemmas gelohnt hätte."[45]

Personalmanagement geht mit der Verantwortung einher, dass jegliche Entscheidungen einen
unmittelbaren Einfluss auf die Mitarbeiter und damit auch, auf die verschiedensten Individuen
im Bezugsfeld der Mitarbeiter haben. Personalmanagement trägt somit nach Auffassung des
Autors auch immer eine gesamt gesellschaftliche Verantwortung in sich, deren ethischer
Handlungsgrundlage, also das Wohl des Menschen, nicht in Vergessenheit geraten sollte.

3.1.1 Ansätze des Personalmanagements

„Wichtig für die Praxis ist allerdings die Frage, aus welcher **disziplinären Sicht** unser Fachgebiet angeschaut wird. So ist ein Jurist an Arbeitsverträgen, an den Mitwirkungsrechten des
Betriebsrats und vielleicht auch an Arbeitsgerichtsprozessen interessiert. Ein Betriebswirt
kümmert sich um Kostenfragen und um die sog. „Faktorkombination", d. h. das produktive
Zusammenwirken von Menschen und Maschinen. Einen Psychologen interessieren Eignungs-
diagnostik (Personalauswahl) und Motivation. Der Pädagoge wird Lernprozesse und deren
Resultate im Blick haben. Ein IT-Fachmann findet in erster Linie Personalinformationssysteme,
elektronische Personalakten und Bewerbungen per Internet spannend. Diese Aufzählung lässt
sich mit Arbeitsmedizinern, Ingenieuren, Soziologen usw. fast beliebig fortsetzen. Die Konse-
quenz aus diesen äußerst verschiedenen Sichtweisen: Man muss sich (auch hier) der eigenen

---

[43] Paschen, Dihsmaier, Psychologie der Menschenführung 2. Auflage, Springer Verlag, Seite 225
[44] Paschen, Dihsmaier, Psychologie der Menschenführung 2. Auflage, Springer Verlag, Seite 226
[45] Paschen, Dihsmaier, Psychologie der Menschenführung 2. Auflage, Springer Verlag, Seite 227

„Scheuklappen" bzw. der „Brille", mit der man an die Fragestellung der Praxis herangeht, bewusst sein und versuchen, personalwirtschaftliche Themen möglichst aus verschiedenen Richtungen anzusehen."[46]

Herangehensweise und Blickwinkel prägen folglich mehr als in anderen Disziplinen die Entwicklung und Auslebung des Personalmanagements in einem Unternehmen. Dabei scheint es nicht nur die übergeordnete Sichtweise, also die strategische Ausrichtung des Unternehmens in Bezug auf ihr Personalmanagement, sondern viel mehr auch die Individualität des ausführenden Organs im Bereich der Personalverantwortlichkeit. Für soziale Einrichtungen scheint diese Erkenntnis ein wichtiges Merkmal bei der Besetzung ihrer Stellen im Bereich Personalmanagement. Der Autor ist der Ansicht, dass Personalverantwortliche mit Primärdisziplin Pflege einen authentischeren Eindruck auf die Fragestellungen und Aufgabenbereiche der Belegschaft Pflege entwickeln können, als ihre nicht weniger gut ausgebildeten kaufmännischen Kollegen. Die Besonderheiten und Eigenheiten einer Berufsgruppe aus persönlichen Erfahrungen und Erkenntnissen zu kennen, erscheint dem Autor besonders im pflegerischen Segment, indem es wie bereits erläutert den Beschäftigten der Pflege und Führungskräften um grundlegend unterschiedliche Ansatzweisen der geleisteten Arbeit geht und um einen Veränderungsprozess der vielen beruflich Pflegenden nicht behagen zu erscheint, von großen Vorteil aus dem „inneren Zirkel" zu kommen. Letztendlich ist dies jedoch immer individuell und professionell zu betrachten, „ein besser geeignet" kann auch immer nur eine beschränkte Sichtweise einschließen und niemals Gesamtgültig sein.

3.1.2 Personalmanagement sozialer Einrichtungen

„Der Entwicklungsstand des Personalmanagements ist in den verschiedenen Einrichtungen der sozialen Arbeit immer noch sehr unterschiedlich ausgeprägt. In den Organisationen zeigt sich ein breites Spektrum von kaum vorhandenen oder reaktiven Einzelmaßnahmen bis zu gut durchdachten, strategisch ausgerichteten und in die Organisationsentwicklung integrierten Konzepten des Personalmanagements. Die Motivation und Qualifikation des Personals gilt seit langem als wichtigste Ressource, und effizientes Personalmanagement als Erfolgsfaktor in der Leitung von Einrichtungen des Sozial- und Gesundheitswesens. Die Aufgaben des Personalmanagements sind allerdings nicht einfach, sondern komplex und sie sind anspruchsvoller geworden: Personenbezogene Soziale Dienstleistungen sind per se ein interaktives Geschehen, das von Vorgesetzten über Direktiven nur begrenzt geplant, gesteuert und kontrolliert werden kann. Wenn Kontrolle nicht möglich ist, bedarfs es einer Kultur des Vertrauens, der Kommunikation, der Reflexion, der Vereinbarung und Transparenz. Die Verständigung auf wichtige Ziele, die Unterstützung im Prozess und die gemeinsame Reflexion der Ergebnisse werden deshalb für Leitungskräfte zu zentralen Aufgaben des Personalmanagements neben der Schaffung von Strukturen, wie Stellenbeschreibungen und Standards. Der demografische Wandel und die Verknappung von Fach- und Führungskräften, erfordern eine stärkere Orientierung an den Bedürfnissen, Werten und Lebenswirklichkeiten der aktuellen und potenziellen Mitarbeiter/innen, um sie gewinnen und an die Organisation binden zu können. Der Wunsch der Mitarbeitenden nach Work-Life-Balance, neuen Arbeits- und Kommunikationsformen und nach Flexibilität – je nach biografischen Erfordernissen – erfordert eine gleichermaßen vorausschauende wie flexible Personalarbeit."[47]

---

[46] Personalmanagement Grundlagen und Praxis des Human Resources Managements 2. Auflage, Meinulf Kolb, Brigitte Burkart, Frank Zunder, Gabler, Seite 15
[47] Personalmanagement in Einrichtungen der Sozialen Arbeit 2. Auflage, Christina Hölzle, BeltzJuventa, Seite 5

Von großer Bedeutung im Personalmanagement sozialer Einrichtung erscheinen einmal mehr die Fragen nach Vereinbarkeit der Identitäts- und Sinnfindung der berufsspezifischen Bewältigungsprozesse, im Wesentlichen die Symbiose von Mensch zu Mensch in ihrer Einzigartigkeit und Individualität, sowie der unternehmerischen Aufgaben- und Zielkonstellation, also der Sicherstellung wirtschaftlicher Verfahren zur Bedarfsdeckung des Produktionsfaktors Mensch im Dienstleistungssektor.

3.2 Ziele des Personalmanagements

„Unter Personalmanagement (auch Personalwirtschaft, Personalwesen oder Human Resource Management) versteht man die Gesamtheit der mitarbeiterbezogenen Gestaltungs- und Verwaltungsaufgaben im Unternehmen. Das Personalmanagement ist mit allen Entscheidungen beauftragt, die sich auf Konzepte, Instrumente, Maßnahmen und Handlungen beziehen, die die effektive Beschaffung, Erhaltung, Entwicklung, Entlohnung und Betreuung des Personals im Betrieb betreffen. Es hat damit das generelle Ziel der betrieblichen Mitarbeiterversorgung, d.h., es muss das Personal bereitstellen und für dessen zielorientierten Einsatz sorgen."[48]

Aufgrund der Vielzahl von branchenspezifischen Unterscheidungen hat also jedes Personalmanagement objektiv die gleichen Aufgaben, subjektiv sind diese doch von vielen einzelnen faktoriellen Bestimmungen abhängig, welche speziell auf das jeweilige Unternehmen zugeschnitten werden muss. So erscheint es dem Autor im Dienstleistungsbranchen, wo der Mensch intensiv mit dem Produkt verwoben ist Unterscheidungen zu geben zu zum Beispiel Fertigungsproduktionen wo der Mensch „Hilfsleistungen" zur maschinellen Produktion gibt.

„Nach Berthel/Becker (2013, S.15) ist Personalmanagement als Bestandteil der Leitungstätigkeit aufzufassen und beinhaltet zwei Aspekte – Systemgestaltung und Verhaltenssteuerung:

Personalmanagement im Sinne von Verhaltenssteuerung ist gleichbedeutend mit Personalführung bzw. Mitarbeiterführung durch Vorgesetzte. Dazu gehört ebenfalls die Gestaltung von Konzepten und Systemen zur Personalführung, z.B. die Ausgestaltung von Leitungsprinzipien.

Personalmanagement im Sinne von Systemgestaltung meint Leitungstätigkeiten für das Personal, „denn die geschaffenen Systeme existieren für das Personal insofern, als sie sich auf die Mitarbeit selbst beziehen, indem sie deren Beschaffung, Auswahl, Entwicklung, Vergütung etc. regeln" (a.a.O, S. 15)."[49]

Ziele unterscheiden sich im Unternehmen hierbei im Wesentlichen von der Art der Betrachtung, der einzelnen Wirkungsbereiche im Managementkonstrukt, sodass unterschiedliche Fachabteilungen auch unterschiedliche Gewichtungen an der Verfolgung von Zielen zu geschrieben werden kann. Akteure dieser Wirkungskonstellationen befinden sich unter anderem in Tätigkeiten der Geschäftsführung, Führungs- und Leitungskräfte (oder generell Vorgesetzte), Betriebsrat bzw. Mitarbeitervertretungen jeglicher Art, aber auch der Personalabteilung wieder. Je nach Unternehmensgröße und Art können hierbei natürlich auch Tätigkeitsbereiche zusammenliegen, eine soziale Einrichtung der Altenhilfe mit 60 Betten wird beispielsweise keine gesonderte Personalabteilung besitzen, diese Aufgabe übernehmen dann weitestgehend Einrichtungs- und Pflegedienstleitung. Auch besteht keinesfalls immer ein ausgewogenes Gleichgewicht bei der Durchsetzung von Zielen im Unternehmen, diese können sich

---

[48] Personalmanagement, Joachim Gutmann, Haufe Verlag, Seite 8
[49] Personalmanagement in Einrichtungen der Sozialen Arbeit 2. Auflage, Christina Hölzle, BeltzJuventa, Seite 18ff

sogar konträr zum jeweils anderen negativ beeinflussen. Die Sichtweise entscheidet dementsprechend auch gleichzeitig über die Wertigkeit der Ressource Mensch, hierbei möchte der Autor auf die bereits erwähnten „Scheuklappen" verweisen die durch eine Singulare Sichtweise oftmals wichtige Faktoren vergessen lassen.[50]Als abschließendes Beispiel lässt sich folgendes Ausführen:

„Effizienz bezieht sich indes auch auf die Steigerung der Arbeitsleistung eines jeden Mitarbeiters für sich genommen. Dabei geht es vor allem um die Bereitschaft des Mitarbeiters, den eigenen Leistungsbeitrag zu optimieren."[51] „Die Ausschöpfung des eigenen Leistungsbeitrages hängt oft vom guten Willen des Arbeitnehmers ab, da ein Teil der Leistungsbeiträge keine geschuldete Arbeitspflichten darstellen (z.b. Einreichung von Verbesserungsvorschlägen), sich andere Leistungsineffizienzen kaum nachweisen lassen (z.b. Vergeudung bezahlter Arbeitszeit) und der Einsatz für zu leistende Beiträge Bandbreiten (z.b. Materialverbrauch) aufweisen kann."[52]

3.2.1 Wirtschaftliche Ziele

„Das ökonomische Ziel betont die Sicht der Kapitalgeber, die an Wirtschaftlichkeit, Rentabilität und Gewinn interessiert sind. Um dies zu erreichen, streben Unternehmen in erster Linie nach langfristiger Gewinnmaximierung oder Kostenminimierung. Die menschliche Arbeitskraft wird als Produktionsfaktor verstanden. In Kombination mit den übrigen Produktionsfaktoren soll eine möglichst hohe Effizienz beim Einsatz der Humanressourcen erreicht werden. Ob der Einsatz effizient ist, hängt davon ab, ob das für die Leistungserbringung benötigte Personal in richtiger Zahl, mit richtiger Qualifikation, zur richtigen Zeit am richtigen Ort zur Verfügung steht. Hiermit ist die Planungs- und Umsetzungskompetenz des Unternehmens angesprochen, die benötigten Profile zu erkennen und entsprechend auf dem internen und externen Arbeitsmarkt zu agieren."[53]

Durch den hohen Personaleinsatz bei sozialen Dienstleistungsorganisationen sind ausnahmslos auch der Faktor Personalkosten die größte Ausgabenposition für die dortigen Unternehmen. Durch zusätzliche Regularien wie rechtlich vorgegebener Mindestlohn in der Pflege, Fachkraftquote und ausgehandelter vergüteter Personalschlüssel ein, in sich schließend, kosten intensives und wenig verstellbares System, welche die Möglichkeiten der sonst Branchenübergreifenden Freizügigkeiten anderer, zum Beispiel Dienstleistungsunternehmen, einschränken. Somit erscheint es dem Autor umso wichtiger motiviertes, zufriedenes und gut qualifiziertes Personal zu beschäftigen, um diesen enormen Kostendruck nicht noch durch negative Problemkonstellationen zu erhöhen.

3.2.2 Ökologische Ziele

„Ökologische Ziele der Unternehmung umfassen die Umweltverträglichkeit der Produkte, d. h. Herstellung, Vertrieb und Entsorgung erfolgen nach ökologischen Maßstäben. Im Mittelpunkt steht die effiziente und Ressourcen schonende Nutzung von Energie und Rohstoffen (Sustainable Development) (vgl. Baland 2007). Ökologische Ziele zu verfolgen erbringt für die

---

[50] vgl. Personalmanagement 2.Auflage, Doris Lindner-Lohmann, Florian Lohmann, Uwe Schirmer, SpringerGabler, Seite 2ff
[51] Personalmanagement 2.Auflage, Doris Lindner-Lohmann, Florian Lohmann, Uwe Schirmer, SpringerGabler, Seite 2
[52] Personalmanagement 2.Auflage, Doris Lindner-Lohmann, Florian Lohmann, Uwe Schirmer, SpringerGabler, Seite 2ff
[53] Personalmanagement 2.Auflage, Doris Lindner-Lohmann, Florian Lohmann, Uwe Schirmer, SpringerGabler, Seite 1ff

Unternehmen nachweislich Vorteile, beispielsweise was ihren Unternehmenswert angeht (vgl. Balik/Frühwald 2006).“[54]

Der Mensch und seine Verantwortung für die Umwelt. Ein immer höher gefragtes Thema in der heutigen Gesellschaft. Nicht nur der Umgang mit den Rohstoffen aus der Natur, sondern auch deren Nachhaltigkeit sind in den Köpfen der Menschen heute weiterverbreitet als noch Jahre zuvor. So ist es auf Seiten der Unternehmen nicht unerlässlich sich mit der eigenen ökologischen Umgangsweise von Produkten zu beschäftigen, um sich einer positiven gesellschaftlichen Anerkennung sicher zu sein. Die jetzigen, aber auch die nachfolgenden Generationen an Arbeitnehmern werden auf diese komplexen Fragestellungen zum ökologischen Umgang und Zielen im Unternehmen präzise und befriedigende Antworten suchen.

3.2.3 Soziale Ziele

Im Mittelpunkt sozialer Ziele stehen das Erreichen bestmöglicher Arbeitsumstände für die Mitarbeiter im Unternehmen, die Literatur unterscheidet hierbei zwischen mittelbaren und unmittelbaren Faktoren, die die Arbeitsumstände des Mitarbeiters beeinflussen sowie verbessern können.[55]

„Mittelbar werden die Arbeitsumstände eines Mitarbeiters durch einen sicheren Arbeitsplatz, eine leistungsgerechte Bezahlung oder das Angebot von Arbeitszeitverkürzungen bei vollen Lohnausgleich verbessert.

Unmittelbar lassen sich dagegen die Arbeitsumstände beeinflussen durch die mitarbeitergerechte (z.B. familienfreundliche) Gestaltung von Arbeitsplatz und Arbeitsumfeld, optimierte Arbeitsinhalte, erweiterte soziale Kontaktmöglichkeiten oder indem die Qualität der Kantine verbessert wird.“[56]

3.2.4 Individuelle Ziele

Individuelle Ziele beschreiben noch einmal intensiver die unterschiedlichen Ausprägungen jedes einzelnen Mitarbeiters im Unternehmen in Anlehnung an seine Interessen, Vorstellungen und Erwartungen im Gesamtkontext der Unternehmensführung. Sie sind deshalb nicht als Gesamtunternehmerische Zielvorgabe zu sehen, sondern als Ziel welches jeder einzelne Mitarbeiter in das Unternehmen für sich entscheidend miteinbringt. So kann es für manche der Profilierung wegen wichtig sein als Meinungsführer gelten zu wollen, andere wiederrum streben größtmögliche Harmonie im sozialen Beziehungen an. Hier gilt es Fingerspitzengefühl zu zeigen und sowohl die positiven Effekte zu nutzen, gleichermaßen jedoch negativ Auswirkende Zielvorstellungen frühzeitig zu erkennen und diesen entgegenzuwirken.[57]

4. Aufgaben und Funktionsbereiche des Personalmanagements

„Aufgabe des Personalmanagements ist es, die Verfügbarkeit von Personal zu sichern und dafür zu sorgen, dass die Arbeitsleistung der Beschäftigten ein gewünschtes Qualitätsniveau erreicht.“[58] Im Wesentlichen hat das Personalmanagement also primär die Aufgabe Personal

---

[54] Personalmanagement 2.Auflage, Doris Lindner-Lohmann, Florian Lohmann, Uwe Schirmer, SpringerGabler, Seite 3
[55] vgl. Personalmanagement, Joachim Gutmann, Haufe Verlag, Seite 10
[56] Personalmanagement, Joachim Gutmann, Haufe Verlag, Seite 10
[57] vgl. Personalmanagement 2.Auflage, Doris Lindner-Lohmann, Florian Lohmann, Uwe Schirmer, SpringerGabler, Seite 4
[58] Personalmanagement in Einrichtungen der Sozialen Arbeit 2. Auflage, Christina Hölzle, BeltzJuventa, Seite 19

zu finden, zu binden und zu entwickeln, diese Betrachtungsweise erscheint aber Angesicht des komplexen Aufgabengebietes nicht ausreichend um annähernd den Anforderungen, des modernen Personalmanagement zu entsprechen. Kategorisierend zählen, in der Literatur teilweise unterschiedlich benannt, folgende Teilbereiche zum Personalmanagement:

Personalbedarfsplanung, Personalbeschaffung – Rekrutierung - Personalgewinnung, Personalmarketing, Personaleinsatz und -verwaltung, Entlohnung und betriebliche Sozialpolitik - Personalpflege, Personalführung, Personalabbau, Personalcontrolling[59]

Der Autor möchte sich in seiner Facharbeit jedoch auf die Bereiche Personalgewinnung und Personalmarketing beschränken, da diese einen großen Aufgabenbereich des Personalmanagements ausmachen und im Bezug zu sozialen Einrichtungen dem Autor faktoriell als wichtig erscheinen.

Zu erwähnen ist noch das bei den unterschiedlichen Aufgabengebieten zwischen Quantitativer und Qualitativer Personalarbeit unterschieden wird.[60]

„Quantitative Personalarbeit wird in der Regel der Personalverwaltung zugeordnet und umfasst die Bereich der Personalplanung, Personalbeschaffung, Personaleinsatz und Personalfreisetzung.

Die Qualitative Personalarbeit oder Personalentwicklung wird zunehmend als Leitungsaufgabe gesehen und bezieht sich vor allem auf die Qualifizierung, Weiterbildung und Förderung des bestehenden Personals."[61]

Sowohl Quantitative wie auch Qualitative Personalarbeit können jedoch nicht ausschließlich getrennt und unabhängig voneinander betrachtet werden, die ihnen zugeordneten Bereiche stehen in Wechselwirkung zueinander und sind letzten Endes im Gesamtkonzept des Personalmanagements miteinander vernetzt.[62]

Die Vielseitigkeit der Aufgaben, die Ausführungsberechtigten sowie die Einordnung in die Organisationsstruktur hängen, wie bereits im vorherigen Verlauf der Facharbeit erwähnt, davon ab wie die Rahmenbedingungen vor allem die strategische Ausrichtung, die Größe des Unternehmens oder die Zweckmäßigkeit des Personalmanagements im Unternehmen gestaltet sind. „In kleinen Einrichtungen ist in der Regel die Leitungskraft für alle Personalentscheidungen und -maßnahmen zuständig, von der Personalauswahl bis zur Gehaltsverrechnung. In größeren Einrichtungen besteht die Aufgabe der Leitungskraft häufig in der Formulierung von Grundsätzen für das Personalmanagement und in der Handhabung von Sonderfällen, z.B. Entscheidung in Konflikten. Die Umsetzung der Maßnahmen wird delegiert an Leitungskräfte als Bereichsverantwortliche und an Personalspezialisten. Leitungskräfte engagieren sich in der Personalauswahl und Personalentwicklung, während die Personalverwaltung administra-

---

[59] vgl. Personalmanagement in Einrichtungen der Sozialen Arbeit 2. Auflage, Christina Hölzle, BeltzJuventa, Seite 19ff, Personalmanagement 2.Auflage, Doris Lindner-Lohmann, Florian Lohmann, Uwe Schirmer, SpringerGabler, Seite 5ff

[60] vgl. Personalmanagement in Einrichtungen der Sozialen Arbeit 2. Auflage, Christina Hölzle, BeltzJuventa, Seite 19

[61] Personalmanagement in Einrichtungen der Sozialen Arbeit 2. Auflage, Christina Hölzle, BeltzJuventa, Seite 19

[62] vgl. Personalmanagement in Einrichtungen der Sozialen Arbeit 2. Auflage, Christina Hölzle, BeltzJuventa, Seite 20

tive Aufgaben wie Gehaltsabrechnung, Führung der Personalakten und die Bereitstellung bisweilen auch Weiterentwicklung von Personalsystemen, wie z.b. Vergütungssystem, Personalinformationssysteme, Leitfaden zum Mitarbeitergespräch etc. übernimmt."[63]

4.1 Personalbeschaffung

„Die Personalbeschaffung zielt darauf ab, freie Stellen zeitlich unbefristet oder doch zumindest für einige Zeit neu zu besetzen. Die Personalbeschaffung will zunächst planerisch vorbereitet werden. Es folgt die Wahl und das Beschreiten eines Personalbeschaffungswegs. Daran schließt sich die Personalauswahl an."[64]

Personalbeschaffung stellt also der Sicherung des ermittelten Personalbedarfs dar. Aspekte der Personalbeschaffung sind dabei nicht linear dargestellt, sie entspringen einem Prozess der strategischen Ausrichtung unternehmerischer Personalpolitik und folgen der Dynamik ganzheitlicher Managementprozesse. Zu berücksichtigen sind unter anderem wirtschaftliche, ökologische und soziale Gesichtspunkte, sodass die Strategie zur Personalbeschaffung eher mittel – langfristig ausgelegt sein sollte. Kurzfristige Personalbeschaffungswege gelten als riskant und teuer und sollten daher überdacht werden.[65] Als Beispiel kann hier sicherlich das sogenannte Jobhopping aufgeführt werden, in dem sich Arbeitnehmer bewusst für kurzfristige Angestelltenverhältnisse entscheiden um eine hohe Einstiegs- oder auch Kopfprämie zu erhalten und dieses Prinzip dann von Unternehmen zu Unternehmen fortführen.

Personalbeschaffung kann auf den verschiedensten Kanälen vollzogen werden, dazu gehören interne und externe Personalbeschaffungswege.

4.1.1 Interne Personalbeschaffung

„Eine Besetzung vakanter Stellen aus den eigenen Reihen kann entweder mit oder ohne Änderung bestehender Arbeitsverhältnisse einhergehen:

Maßnahmen, bei den sich das bisherige Beschäftigungsverhältnis ändert, sind beispielsweise Versetzungen, Umschulungen, die Übernahme von Auszubildenden oder die Umwandlung von Teilzeit- in Vollzeitarbeitsverträge bzw. befristete in unbefristete Arbeitsverhältnisse.

Überstunden und Sonderschichten, Urlaubsverschiebungen oder die Erhöhung des Qualifikationsniveaus durch Personalentwicklung halten dagegen an dem bestehenden Beschäftigungsverhältnis fest.

Die Instrumente einer internen Personalbeschaffung können des Weiteren danach unterschieden werden, ob sie sich zur Deckung eines eher kurzfristigen oder eines eher mittel- bis langfristigen Personalbedarfs eignen. Rasch umsetzbar sind in aller Regel Überstunden und Sonderschichten (sofern diese Maßnahmen noch nicht viel ausgenutzt wurden), mit Abstrichen auch Urlaubsverschiebungen. Sie lassen sich als temporäre Maßnahmen auch wieder nahezu problemlos zurücknehmen: Etwas verzögert bieten sich Änderungen bestehender Arbeitsverhältnisse an, die zwar gegebenenfalls nach einem Angebot des Betriebs auch rasch umgesetzt werden können, in der Regel aber doch etwas Zeit erfordern (zumindest Umschulungen und

---

[63] Personalmanagement in Einrichtungen der Sozialen Arbeit 2. Auflage, Christina Hölzle, BeltzJuventa, Seite 20
[64] Personalwirtschaft Lehr- und Übungsbuch für Human Resource Management 5.Auflage, Reiner Bröckermann, Schäffer / Poeschel, Seite 17
[65] vgl. Personalmanagement in Einrichtungen der Sozialen Arbeit 2. Auflage, Christina Hölzle, BeltzJuventa, Seite 65

die Übernahme von Auszubildenden).["66] „Recht flexibel können personelle Engpässe auch durch entwicklungsfähige Mitarbeiter aufgefangen werden, die sich entweder aus eigenem Antrieb auf offene Stellen bewerben oder auf Vorschlag durch direkte oder andere Vorgesetzte (Beförderungsvorschläge) für die zu besetzende Stelle in Frage kommen."[67]

„Eine Sonderform der internen Personalbeschaffung stellen die innerbetrieblichen Stellenausschreibungen dar. Sie dienen der direkten Gewinnung von Stellenanwärtern aus den eigenen Reihen und der Information über das innerbetriebliche Beschaffungspotenzial (u.a. mitbestimmt und veränderbar durch Karrierewünsche von Mitarbeitern). Sie können vom Betriebsrat verlangt werden (§ 93 BetrVG), der bei Unterlassen die Zustimmung zur Einstellung externer Bewerber unter Umständen verweigern kann."[68]

Einschlägige Zugangswege sind die Verbreitungskanäle des jeweiligen Unternehmens, d. h. Aushänge an Info – Tafeln, Intranet, Mitarbeiterzeitung und ähnliches.[69]

Wie der Autor in seiner Facharbeit bereits deutlich darlegen konnte, sind temporäre Personalbeschaffungswege in der Sozial- und Gesundheitsbranche und vorrangig im Bereich der beruflich Pflegenden bereits am Limit ihrer Einsetzbarkeit, zusätzlich kann die Aussage unterstrichen werden, dass diese Art der Personalbeschaffung nicht zu einer Dauerstrategie in Form von Freisetzung massiver Überstunden, Urlaubsentzug und sonstiger Belastung der Belegschaft im Unternehmen angedacht ist (Umschulung von Reinigungskräften zu Pflegekräften, Ausbildung von Pflegekräften ohne Strategie u.v.m). Sie erscheint theoretisch sinnvoll, in der Praxis scheint sie jedoch zur Maßlosigkeit zu verleiten.

4.1.2 Externe Personalbeschaffung

„Die externen Beschaffungsalternativen dienen einem zweifachen Zweck:

zum einen sollen sie die kurz- bis mittelfristige Deckung des aktuellen Bedarfs an Mitarbeitern sowie

zum anderen aber auch ein langfristiges Erschließen externer Mitarbeiterpotenziale ermöglichen.

Während die Verfolgung des ersten Zwecks mit einem werbetechnisch gestützten >>Verkaufen<< der Vorteile des Arbeitsplatzes einhergeht (gezielte Personal(an)werbung, Bewerberansprache) ist der zweite Zweck weiter gefasst: Mit Blick nicht nur auf den aktuellen, sondern auch den künftigen Personalbedarf betreibt ein Betrieb qualifizierte externe Personalbeschaffung im Sinne eines >>Personalmarketing<<."[70]

Die Kanäle externer Personalbeschaffung sind vielfältig und bedürfen von daher einer professionellen und strategischen Auswahl, um die jeweiligen potenziellen Mitarbeitergruppen anzusprechen.

Sie können vom Unternehmen selbst initiiert werden oder durch Inanspruchnahme externer Dienstleister bewerkstelligt werden.

---

[66] Personal-Management 9.Auflage, Jürgen Berthel/Fred G. Becker, Schäffer / Poeschel, Seite 304ff
[67] Personal-Management 9.Auflage, Jürgen Berthel/Fred G. Becker, Schäffer / Poeschel, Seite 305
[68] Personal-Management 9.Auflage, Jürgen Berthel/Fred G. Becker, Schäffer / Poeschel, 305
[69] vgl. Personal-Management 9.Auflage, Jürgen Berthel/Fred G. Becker, Schäffer / Poeschel, Seite 305
[70] Personal-Management 9.Auflage, Jürgen Berthel/Fred G. Becker, Schäffer / Poeschel, Seite 306

Institutionen auf, die bei der externen Personalbeschaffung zurückgegriffen werden kann sind folgende:[71]

Bundesagentur für Arbeit, sowie ihre regionalen Arbeitsagenturen und Jobzentren,

Private Arbeitsvermittler deren Dienstleistungsangebot die Unterstützung im Such- und Auswahlprozess geeigneter Bewerber umfasst,

Arbeitsvermittlungsdienste der Personalberatungen deren Angebote unter anderem Arbeitnehmerüberlassung, Headhunting und weitere analytische Dienstleistungen umfassen können. Sie können auch direkt mit der Auswahl und Sortierung geeigneter Bewerber beauftragt werden, sodass das Unternehmen nur die „besten" potenziellen Mitarbeiter vorgestellt bekommt.

Diese Art der Dienstleistungen unterscheiden sich insofern von der unternehmerischen Eigeninitiative am externen Bewerbermarkt, dass sie viele Prozesse der Bewerberansprache und Ermittlung selbst übernehmen und somit dem Unternehmen zeitliche Ressourcen ersparen können. Stellenausschreibung, Sortierung geeigneter Bewerber, Sichtung und Bereitstellung geforderter Unterlagen der Bewerber, Vorgespräche, Eignungstest, sind nur wenige der möglichen ausgelagerten Schritte im Beschaffungsprozess. Diese Art der Hilfe zur Personalbeschaffung ist meist jedoch mit hohen Kosten und dem Kontrollverlust des abgegeben Prozesses verbunden und sollte somit in die Entscheidung zur Annahme solcher Angebote beachtet werden.[72]

Die Möglichkeiten der Anwerbung von potenziellen Mitarbeitern durch Unternehmen selbst, liegt nach Auffassung des Autors auch in der Entscheidung welche oder ob überhaupt Zielgruppenspezifisch Personal eingestellt werden soll. Hier ist zu entscheiden: zum einen die Altersklasse der möglichen Mitarbeiter, möglicher Eigenschaften die der Mitarbeiter haben soll, Übereinstimmung von Zielen Unternehmen – Mitarbeiter sowie Mitarbeiter – Unternehmen, sollte es im Personalmanagement Vorgaben zu diesen oder ähnlichen Suchkriterien geben lohnt ein Blick auf die Generationstheorien und deren speziellen Bedürfnissen, welche sich als kurzer Exkurs wie folgt darstellen:

Generation Babyboomer

Die Generation der Babyboomer kann auf die Jahrgänge zwischen 1946 und 1964 begrenzt werden. Hier könnte als Credo der Slogan „Leben, um zu arbeiten"[73] aufgerufen werden. Die Generation der Nachkriegszeit beinhaltet äußerst geburtenstarke Jahrgänge und erlebte die teilweise höchst existenziell bedrohenden Lebensumstände noch hautnah mit. Sie sind in der heutigen Zeit die Führungskräfte in den Unternehmen oder bereiten sich teilweise auf ihren Ruhestand vor. Die Attribute, die diese Generation aus Sicht des Autors prägen sind die, harter Arbeit. Sie verfolgen eine strenge Arbeitsethik und stellen das berufliche Sein als zentrale Lebensprämisse in den Vordergrund.[74]

Generation X

---

[71] vgl. Personal-Management 9.Auflage, Jürgen Berthel/Fred G. Becker, Schäffer / Poeschel, Seite 306ff
[72] vgl. Personal-Management 9.Auflage, Jürgen Berthel/Fred G. Becker, Schäffer / Poeschel, Seite 307ff
[73] Ralph Dannhäuser Hrsg., Praxishandbuch Social Media Recruiting 2. Auflage, Springer Gabler, Seite 516
[74] vgl. Ralph Dannhäuser Hrsg., Praxishandbuch Social Media Recruiting 2. Auflage, Springer Gabler, Seite 516

„Arbeiten, um zu leben" – so könnte man das Denken zum Thema Arbeit in der Generation X beschreiben. Hart zu arbeiten gilt als akzeptabel und ist ein Mittel zum Zweck, um sich ein (materiell) schönes Leben leisten zu können. Diese Generation hat – zumindest, wenn sie gut ausgebildet und in Deutschland beheimatet ist – keine wirklichen existenziellen Sorgen erlebt. Ihr relativ gesichertes Lebensgefühl ist von ausgeprägten Wohlstand bestimmt, aber auch von der Sorge, den Wohlstand der Eltern möglicherweise nicht erreichen zu können.[75] Zusätzlich lässt sich hier auch die gesellschaftliche Entwicklung, vor allem in der Abwertung der starren Rollenbilder vom Mann, als Ernährer und von der Frau, als Hausfrau und Mutter anführen. Diese Generation wird nach Auffassung des Autors als sehr rebellisch erlebt, welche dem Leben individualistisch entgegentritt und ein breites Spektrum an Vielfältigkeit in die Gesellschaft einbringt. Die Generation X ist in den Geburtenjahrgängen zwischen 1965 und 1980 vertreten.[76]

Generation Y

„Erst Leben, dann arbeiten" – so schön pauschal auf den Punkt gebracht ist die Einstellung der Generation Y oder Millennials, die aktuell auf den Arbeitsmarkt strömt. Damit ist keineswegs gemeint, dass die junge Generation nicht gewillt wäre, auch hart zu arbeiten, aber nach eigenen Gesichtspunkten. Diversity und Work-Life-Balance spielen dabei eine wichtige Rolle, zunehmend aber auch die Frage, ob Unternehmen sich ethisch und moralisch korrekt verhalten. Dem Thema Corporate Social Responsibility kommt so eine höhere Bedeutung zu.[77]

Hierbei geht es um die Unternehmerische Gesellschaftsverantwortung, im konkreten, um die Partnerschaft zwischen Unternehmen und Gesellschaft. Die CSR hat besonders in den Generationen Y und Z großen Einfluss auf die Akzeptanz eines Unternehmens als möglichen Arbeitgeber.[78]

Die Generation Y beziffert die Geburtenjahrgänge 1981 und 2002, sie wachsen also als Sandwich-Generation zwischen zwei technologischen Welten auf.[79] [80]

„Nicht ganz analog, aber auch noch nicht ganz social Media. Sie sollen pragmatisch und kooperativ sein und fangen an, in Netzwerken zu denken."[81]

Diese Präzisierung der Bewerber führt dazu, dass bestimmte Kanäle besonders geeignet und andere weniger geeignet sind um den gewünschten Bewerber anzusprechen, der Autor möchte jedoch deutlich darauf Aufmerksam machen, dass diese Art der Sortierung von Menschen als Auswahlkriterium nur assistierend genutzt werden sollte und keinesfalls für jedes Individuum Anwendungen finden kann, auch erscheint ein genereller Fokus in Zeiten des Fachkräftemangels auf spezifische Bewerber gerade in den Wirkungsbereich beruflich Pflegender als utopisch und wenig zielführend, trotzdem kann anmerkend dargestellt werden, dass das Einstellen von Mitarbeitern zu jedem Preis keine erfolgreiche Unternehmensphilosophie darstellen kann und somit doch dem Personalauswahlverfahren, auch in der Pflegelandschaft, mehr Aufmerksamkeit geschenkt werden muss.

---

[75] Ralph Dannhäuser Hrsg., Praxishandbuch Social Media Recruiting 2. Auflage, Springer Gabler, Seite 516
[76] vgl. Ralph Dannhäuser Hrsg., Praxishandbuch Social Media Recruiting 2. Auflage, Springer Gabler, Seite 516
[77] Ralph Dannhäuser Hrsg., Praxishandbuch Social Media Recruiting 2. Auflage, Springer Gabler, Seite 516
[78] Vgl. http://wirtschaftslexikon.gabler.de/Definition/corporate-social-responsibility.html Zugriff 14.08.19 12:00Uhr
[79] Vgl. Robindro Ullah, Michael Witt, Praxishandbuch Recruiting, Schäffer Poeschel, Seite 82
[80] Vgl. Ralph Dannhäuser Hrsg., Praxishandbuch Social Media Recruiting 2. Auflage, Springer Gabler, Seite 516
[81] Robindro Ullah, Michael Witt, Praxishandbuch Recruiting, Schäffer Poeschel, Seite 82

Die externen Personalbeschaffungswege von Unternehmen in Eigenregie stellen sich wie folgt dar:

Der Klassiker unter den Personalanwerbungsmaßnahmen sind die Inserate, also Stellenanzeigen in Printmedien, Fachzeitschriften oder in moderner Form im Internet. Hier gibt es mittlerweile zahlreiche Plattformen auf denen Unternehmen ihre Stellenangebote präsentieren können. Bei der Wahl des Verbreitungskanales also analog oder digital ist mit Sicherheit auch die Zielgruppe von Bedeutung.

Blickt man auf das Generationengeflecht so kann man den Generationen Babyboomer und X die Erreichbarkeit über herkömmliche Printmedien zuschreiben, ohne jedoch die digitale Erreichbarkeit auszugrenzen (hier geht es um theoretische Mehrheiten und nicht um allgemein gültige Standards), die Generation Y bevorzugt den digitalen Weg oder alternative Kanäle, also zum Beispiel social Kanäle wie Instagram, Twitter, Facebook und möglichst einfache Kontaktmöglichkeiten als markantes Beispiel kann hierbei die Bewerbung bzw., Kontaktaufnahme über Whats App aufgeführt werden.[82]

Ein weiterer Bereich der Personalbeschaffung erschließt sich aus dem Rekrutieren von möglichen, also potenziellen Mitarbeitern.

Dieses geschieht in den verschiedensten Bereich meist komplementär zur Umwelt von potenziellen Mitarbeitern. In Form von Recruiting-Events, Campus-Recruiting oder Recruiting-Messen. Die Unternehmen präsentieren sich also in Form von Veranstaltungen, Workshops, Vorlesungen, Feiern oder Informationsveranstaltungen einer breiten Maße an möglichen Kandidaten, um die positiven Vorzüge ihrer unternehmerischen Tätigkeiten zu präsentieren.[83]

Zeiten ändern sich und somit wird es für Unternehmen zunehmend interessanter sich in einer Darstellung in der Gesellschaft zu positionieren, die in sich selbst und des Unternehmens wegen eine Vielzahl von Bewerbern anziehen vermag. Dieser Bereich wird auch deshalb an Bedeutung zunehmen, weil gesellschaftliche Veränderungen Arbeit, nicht mehr konträr von Privatleben trennen. Beziehungsgestaltung und die Etablierung einer Marke zwischen Unternehmen und Mitarbeiter gewinnen zusehend an Wichtigkeit. Galt früher das Auto als Statussymbol schlecht hin, ist es heute angesagt bei Google, Apple und Co. zu arbeiten auch wenn gleichbedeutend die Loyalität zum Arbeitgeber unwichtiger wird und somit die Toleranz den Job aus Unzufriedenheit und Unverbundenheit zu wechseln verringert wird.[84]

In Relation zu den großen umgangssprachlich „Globalplayern" dieser Welt, sind die Bezugsgrößen in der Welt der Pflege eher überschaubar. Sich als Marke zu etablieren ist wohl bedeutend, noch keinem Unternehmen im pflegerischen Dienstleistungsbereich gelungen oder zumindest nur im regionalen Zusammenhang vorhanden. Es gibt zwar große Konzerne, sogenannte Marktführer im Pflegesektor, der Autor kann hier jedoch aus eigener Erfahrung primär oder sekundär überwiegend negative Erlebnisse in Verbindung bringen. Gerade die Geschäftsform, Aktiengesellschaft, hinter der Aktionäre jährlich Wachstum und Rendite erwarten ist im sozialen Bereich eher kritisch gegenüber zu treten. Auch wenn dies kein Generalverdacht zu lasten dieser Unternehmen sein darf. Finanzielles Potenzial zum strategisch positiven

---

[82] vgl. Personalmarketing 2.0, Christoph Beck, Luchterhand, Seite 66ff und Personalmanagement, Joachim Gutmann, Haufe Verlag, Seite 30ff
[83] vgl. Personalmanagement, Joachim Gutmann, Haufe Verlag, Seite 33ff
[84] vgl. Personalmarketing 2.0, Christoph Beck, Luchterhand, Seite 28ff und Personalmanagement Grundlagen und Praxis des Human Resources Managements 2. Auflage, Meinulf Kolb, Brigitte Burkart, Frank Zunder, Gabler, Seite 83ff

Positionieren am Markt ist bei diesen Unternehmen vorhanden, bisher scheint es jedoch an der Ausführung also unter anderem am gelebten Personalmanagement zu scheitern. Der Autor ist sich jedoch sicher, dass kleine sowie große Unternehmen am Pflegemarkt Chancen auf wirtschaftliche und nachhaltige Personalpolitik besitzen, es muss nur in der strategischen Ausrichtung im Personalmanagement ein mit – bzw. umdenken im Bezug auf die Belange der Mitarbeiter geschehen.

4.2 Personalmarketing

„Während das Marketing, vormals ein Teilbereich der Absatzwirtschaft, sich nahezu als selbständige Disziplin sowohl in der Wissenschaft, als auch in der Praxis seit Jahrzehnten etabliert hat, ringt das Personalmarketing bis heute immer noch um seine Anerkennung. Ein Grund hierfür ist sicherlich, dass insbesondere in der Praxis keinerlei einheitliches Verständnis sowohl über das Personalmarketing selbst als auch über die zunehmende Notwendigkeit des Personalmarketings existiert. Dies ist im konkreten Einzelfall auch immer eine Frage der Betroffenheit eines einzelnen Unternehmens und damit auch der grundsätzlichen Sensibilität, sich mit einem solchen Handlungsbereich überhaupt auseinanderzusetzen.

Nun haben sich jedoch gerade in den vergangenen Jahren die Rahmenbedingungen (Demographie, Internationalisierung, technologische Entwicklungen, Wertewandel, Mediennutzung etc.) so gravierend verändert, dass das Ignorieren von Personalmarketingmaßnahmen früher oder später für jedes Unternehmen zur Existenzfrage wird. Schlussendlich verantwortet das Personalmarketing den Bereich, der zur Schaffung der Voraussetzungen einer langfristigen Sicherung der Versorgung eines Unternehmens mit qualifizierten und motivierten Mitarbeitern zuständig ist."[85]

Personalmarketing erscheint dem Autor als übergeordnete Disziplin zu den anderen Teil- und Aufgabengebieten im Personalmanagement zu stehen. Die Begrifflichkeit Personalmarketing umfasst in seiner weitesten Auslegungsform, folglich weitestgehend jede personalbezogene Aktivität, da diese immer in Wirkmechanismus des Gesamtkonzeptes von Personalmanagement agieren. Sie ist also in ständiger Beziehung, ob bewusst oder unbewusst, mit den einzelnen Teilgebieten des Personalmanagement.[86]

„Betrachtet man das Personalmarketing aus einer gewissen >>Helikopter-Perspektive<<, so lässt sich feststellen, dass man sich in den letzten Jahren zunehmend mit den Instrumenten des Personalmarketings beschäftigt hat. Beginnend mit den Jobbörsen und den HR-Webseiten, über die Jobmessen, Praktikantenprogramme und dem Hochschulsponsoring, bis hin zum Web 2.0-Anwendungen, Mitarbeiterempfehlungsprogrammen und den sozialen Netzwerken etc. Die Instrumente sind bekannt und werden weiter professionalisiert, bedarfsgerecht von den Unternehmen zusammengestellt und genutzt sowie zielorientiert konfektioniert. Weniger Beachtung fanden die eigentlichen Zielgruppen mit ihren Vorstellungen und Wünschen. Die Machtverhältnisse sind jedoch ins Wanken geraten. Waren es vormals die Unternehmen, die geeignete Bewerber auswählten, so sind es heute zunehmend mehr die geeigneten Bewerber, die die Unternehmen als Arbeitgeber auswählen. Ein Tatbestand, der das Personalmarketing vor völlig neue Aufgaben stellt. Personalmarketing wird somit nicht mehr >>nur<< zu einer Aufgabe einer einzelnen Person oder Abteilung, sondern zu einer wirklichen Querschnittsaufgabe jedes einzelnen Mitarbeiters im Unternehmen. Aber nicht nur das. Jegliche Maßnahme

---

[85] Personalmarketing 2.0, Christoph Beck, Luchterhand, Seite 5
[86] vgl. Personalmarketing 2.0, Christoph Beck, Luchterhand, Seite 9ff

in den personalwirtschaftlichen Funktionsbereichen (Lohn- und Gehaltspolitik, Personalentwicklung, Personalführung, Personaleinsatz etc.) wirkt sich mittelbar oder unmittelbar künftig auf das Personalmarketing aus. Grund genug, um vermehrt über strategisches und operatives Personalmarketing im Unternehmen nachzudenken.

Die Herausforderung des Personalmarketings der Zukunft besteht darin, künftige, potenzielle, aktuelle, und ehemalige Mitarbeiter von der eigenen Arbeitgeberqualität nachhaltig zu überzeugen."[87]

4.2.1 Ziele und Funktionen des Personalmarketings

„Personalmarketing hat im Wesentlichen drei verschiedene Funktionen: die Akquisitionsfunktion, die Motivationsfunktion und die Profilierungsfunktion (Scholz, 1999):

Akquisitionsfunktion: Damit ist gemeint, dass externe Bewerber sich für das Unternehmen und die zu besetzende Stelle interessieren. Um Interesse zu erzeugen sind nicht nur Lohn- und Arbeitszeitregelungen, sondern auch immaterielle und emotionale Aspekte des Unternehmensimages wichtig.

Motivationsfunktion: Sie bezieht sich darauf die Mitarbeiter, die bereits in dem Unternehmen tätig sind, für das Unternehmen zu begeistern. Je mehr sich ein Mitarbeiter mit der vorherrschenden Unternehmenskultur identifizieren kann desto eher wird dies gelingen.

Profilierungsfunktion: Sie beinhaltet, dass sich das Unternehmen durch seine Besonderheiten für potenzielle und bestehende Mitarbeiter klar und differenzierbar positioniert und sich so gegenüber anderen Unternehmen profiliert. Diese Positionierung bestimmt die Akquisitions- und Motivationsfunktion entscheidend mit.

Für das Unternehmen besteht in Zeiten des Fachkräftemangels das primäre Ziel des Personalmarketings im Aufbau einer attraktiven Arbeitgebermarke, was auch unter dem Begriff des Employer Branding subsumiert werden kann."[88]

4.3 Employer Branding

„Employer Branding stellt eine Strategie zum Aufbau eines positiven Arbeitgeberimages dar, dessen Ziel es ist, die Organisation als Marke („brand") auf dem Arbeitsmarkt bekannt zu machen und so zu positionieren, dass im Idealfall potenzielle Bewerber/innen sich selbst darum bemühen, in der Organisation arbeiten zu wollen."[89] „Dem Profilierungsgebot, d.h. dem Wahrnehmungs-, Wichtigkeits-, subjektives Vorsprungs- und Identifikationsgebot im Markenmanagement folgend, muss der Employer Brand ein eigenständiges, unverwechselbares, einzigartiges mit Bedeutung versehenes Arbeitgeberbild mit einer Prägnanz aufweisen, die durch Klarheit und Benefits ebenso überzeugt wie durch einen relevanten Qualitätsstandard, durch Glaubwürdigkeit, Loyalität, Sympathie und Vertrauen, mit dem Potenzial, zielgruppenrelevante Veränderungen zu adaptieren. Nicht zuletzt der durch die Konjunktur und die demographische Entwicklung in Deutschland bedingte zunehmende quantitative und qualitative Fach- und Führungskräftemangel lässt die Diskussion um die Notwendigkeit eines Employer Brandings, auch aufgrund mangelnder Alternativen, als obsolet erscheinen. Es ist nicht mehr die Frage ob der

---

[87] Personalmarketing 2.0, Christoph Beck, Luchterhand, Seite 5ff
[88] Arbeits-, Organisations- und Personalpsychologie für Bachelor 2. Auflage, Simone Kauffeld, Springer, Seite 102ff
[89] Personalmanagement in Einrichtungen der Sozialen Arbeit 2. Auflage, Christina Hölzle, BeltzJuventa, Seite 67

Aufbau und die Positionierung eines Unternehmens als Arbeitgebermarke zwingend notwendig erscheint, sondern lediglich wie man es realisiert."[90]

Employer Branding trägt damit zur Personalgewinnung, Personalbindung und Personalentwicklung bei und beeinflusst damit, wenn richtig ausgeführt, nennenswert die Positionierung und den Blickwinkel des Unternehmens am gewünschten Markt. Auch der Pflegemarkt muss sich über diese Entwicklung, besser gestern als heute, bewusstwerden. Pflegekräften fehlt es zwar an professionellen Zusammenschlüssen, die Vernetzung im privaten Bereich ist nach Erfahrung des Autors jedoch durchaus gegeben. So werden negative Nachrichten und Erfahrungen bei Arbeitgebern schnell verbreitet und ein einmal erworbenes Image ist schwer vergessen zu lassen. Auch bieten durch die digitale Vernetzung, sogenannte Bewertungsportale umfangreiche Informationen zu positiven und negativen Erlebnissen.

Der Autor ist der Auffassung das ein gutes Managementkonzept unter Beachtung der aktuellen Erkenntnisse zum Personalmanagement, Unternehmen der Pflege bei der Suche und dem Anwerben von Fachkräften einen markanten Vorteil bieten kann. Wichtig ist es die Sichtweise nicht zu einseitig anzusetzen. Der Pflege ist diese Pluralität der Blickwinkel als Rund-um-Blick bekannt, was damit beantwortet werden kann alle Eventualitäten in den aktuellen Prozess, sowie deren Bewältigung mit einzubeziehen.

Einmal mehr geht es darum Tradition und Moderne, in Verantwortung der Führungskräfte, zu einen und aus den vorhandenen Mitteln und Möglichkeiten eine qualitativ hochwertige, ethisch vertretbare und wirtschaftlich florierende Pflegearbeit zu leisten.

5. Schlusswort

Pflege befindet sich im Aufbruch, auch wenn das Ziel unbekannt erscheint und nicht alle den gleichen Weg bestreiten. Der Weg scheint sich zu gabeln, fast so als müsse man sich entscheiden, in welches Verderben man den gehen möchte. Ist es der Weg der Wirtschaftlichkeit, dort wo Gewinnmaximierung und Wachstum das Objekt der Begierde sind, wo sich bereits schon etliche Unternehmen aus der Pflegebranche eingefunden haben, bewusst oder unbewusst, jedoch unbeirrt glaubend den richtigen Weg eingeschlagen zu haben oder ist es doch verlockender den Wiederstand zu wählen den Weg des Gemeinnützigen, dort wo doch die Interessen des einzelnen Menschen im Vordergrund stehen sollen – vermeintlich – oder doch nur Fassade? So genau scheint das keiner mehr zu wissen. Abgewandelt von Goethe lässt sich sagen wo Schatten ist, da ist auch Licht, gleichbedeutend ist ein Weg, ein Aufbruch, ein Beruf niemals nur schlecht oder nur gut. Es gibt immer viele Betrachtungswinkel auf ein und dieselbe Konstante, Vielfältigkeit steht für Offenheit und diese ist hilfreich in Phasen der Entwicklung. Somit ist Pflege und Wirtschaftlichkeit kein Widerspruch und Gemeinnützigkeit und Pflege keine Maxime. Die Balance, also ein ausgewogenes Gleichgewicht zu erreichen ist nach Auffassung des Autors damit ein mögliches Ziel, den richtigen Weg, in der aufgebrochenen Zeit zu finden. Der Autor konnte in seiner Facharbeit darlegen, dass es trotz schwieriger Ausgangslage nur wenig sinnvoll erscheinende berufspolitische Maßnahmen zur sofortigen Reduzierung aktueller Probleme gibt. Einmal mehr erscheint es beim Geschick der Leitungs- und Führungskräfte zu liegen, antworten auf die vielen Fragestellungen der beruflich Pflegenden zu finden. Personalmanagement ist dabei, so meint der Autor, in den meisten Unternehmen noch zu wenig in die operative, strategische Ausrichtung integriert, sodass es hier noch

---

[90] Personalmarketing 2.0, Christoph Beck, Luchterhand, Seite 28

weiteres Steigerungspotenzial gibt. Die Arbeitgebermarke weiter oder überhaupt zu entwickeln, zu pflegen und auszubauen erscheint dabei ein wertvolles Instrument im Kampf um die wenig vorhanden qualifizierten Mitarbeiter. Soziale Einrichtungen stehen dabei vor einer doppelten Belastung, denn es dürfen die Bedürfnisse der Kunden, nicht weniger wichtig werden, als die der eigenen Mitarbeiter. Somit werden die Ansprüche an ein professionelles und ausgeglichenes Pflegemanagement nicht weniger komplex, im Gegenteil die Anforderungen werden weiterhin steigen. Abschließend lässt es sich so zusammenfassen: Die Individualität eines jeden Menschen und die Möglichkeiten zur Entfaltung, dieser höchst persönlichen Sichtweisen, ist für viele der heutigen Zeit zu einem unverhandelbaren Gut aufgestiegen. Somit stehen berufliche und private Ansprüche in Koexistenz zueinander, deren Vereinbarkeit zu einen der großen Führungsaufgaben der Moderne gehört.

Literaturverzeichnis

- Paschen, Dihsmaier, Psychologie der Menschenführung 2.Auflage, Springer

- Unterrichtsmaterial C.A.R.E. Professionals, soziale Pflegeversicherung Einführung und PSG I, II, III, Hr. Dr. Genge

- . Unterrichtsmaterial C.A.R.E. Professionals, Qualitätsprüfungen nach §§ 114 SGB XI ff., Hr. Wöllmer

- Aufbruch Pflege, Thomas Behr Hrsg., SpringerGabler

- Unterrichtsmaterial C.A.R.E. Professionals, allgemeine BWL + Marketing Pflegemanagement, Hr. Dr. Kümmel

- Arbeitsmarktsituation im Pflegebereich, Bundesagentur für Arbeit

- Personalmanagement Grundlagen und Praxis des Human Resources Managements 2. Auflage, Meinulf Kolb, Brigitte Burkart, Frank Zunder, Gabler

- Altenpflegegesetz §6 und Pflegeberufegesetz, Abschnitt Ausbildung – und Prüfungsvorraussetzungen

- Personal-Management 9.Auflage, Jürgen Berthel/Fred G. Becker, Schäffer / Poeschel

- Martina Hiemetzberger, Irene Messner, Michaela Dorfmeister, Berufsethik und Berufskunde 3. Überarbeitete Auflage, Fakultas Verlags und Buchhandels AG

- Personalwirtschaft Lehr- und Übungsbuch für Human Resource Management 5.Auflage, Reiner Bröckermann, Schäffer / Poeschel

- Personalmanagement in Einrichtungen der Sozialen Arbeit 2. Auflage, Christina Hölzle, BeltzJuventa

- Personalmanagement, Joachim Gutmann, Haufe Verlag

- Personalmanagement 2.Auflage, Doris Lindner-Lohmann, Florian Lohmann, Uwe Schirmer, SpringerGabler

- Ralph Dannhäuser Hrsg., Praxishandbuch Social Media Recruiting 2. Auflage

- Robindro Ullah, Michael Witt, Praxishandbuch Recruiting, Schäffer Poeschel

- Personalmarketing 2.0, Christoph Beck, Luchterhand

- Arbeits-, Organisations- und Personalpsychologie für Bachelor 2. Auflage

Quellenverzeichnis

- http://wirtschaftslexikon.gabler.de/Definition/corporate-social-responsibility.html Zugriff 14.08.19 12:00Uhr

- https://www.bundesgesundheitsministerium.de/pflegeberufegesetz.html,   Zugriff am 08.08.19 22:11 Uhr.

- https://www.baua.de/DE/Angebote/Publikationen/Schriftenreihe/Uebersetzungen/Ue15.pdf?__blob=publicationFile&v=1 Zugriff 09.08.19 18:54 Uhr

- https://www.bmfsfj.de/bmfsfj/gemeinsame-initiative-zur-staerkung-der-pflege-in-deutschland/127036   Zugriff 09.08.19 21:40 Uhr

- https://www.bmfsfj.de/bmfsfj/gemeinsame-initiative-zur-staerkung-der-pflege-in-deutschland/127036 Zugriff 09.08.19 21:55 Uhr

- https://www.bundesgesundheitsministerium.de/presse/pressemitteilungen/2019/2-quartal/konzertierte-aktion-pflege.html Zugriff 09.08.19 22:06 Uhr

- https://www.bundesgesundheitsministerium.de/presse/pressemitteilungen/2019/2-quartal/konzertierte-aktion-pflege.html Zugriff 09.08.19 22:24 Uhr

- https://www.baua.de/DE/Angebote/Publikationen/Schriftenreihe/Uebersetzungen/Ue15.pdf?__blob=publicationFile&v=1 Seite 5, Zugriff 12.08.19 17:09 Uhr

- https://www.baua.de/DE/Angebote/Publikationen/Schriftenreihe/Uebersetzungen/Ue15.pdf?__blob=publicationFile&v=1 Zugriff am 12.08.19 18:05 Uhr

- http://dzd.blog.uni-wh.de/index.html%3Fp=11876.html Zugriff am 12.08.19 18:14 Uhr

- http://dzd.blog.uni-wh.de/index.html%3Fp=11876.html Zugriff am 12.08.19 18:35 Uhr

- https://www.verdi.de/themen/nachrichten/++co++9a7ce75e-1c17-11e6-a9ef-52540059119e Zugriff am 13.08.19 14:49 Uhr

- http://www.altenheim.net/Infopool/Nachrichten/9-5-Millionen-Ueberstunden-in-der-Altenpflege Zugriff 13.08.19 14:53 Uhr

- https://www.bundesgesundheitsministerium.de/en/service/begriffe-von-a-z/p/pflegeberufegesetz/faq-pflegeberufegesetz.html Zugriff 13.08.19 18:49Uhr

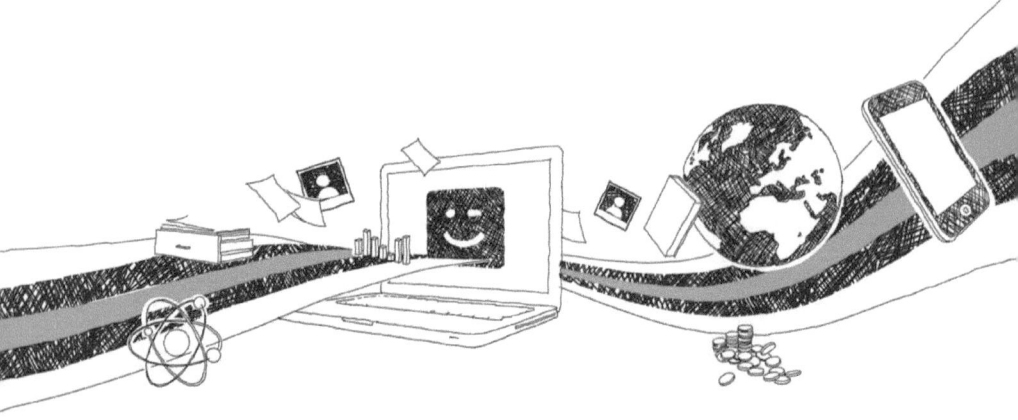
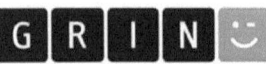